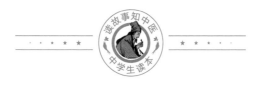

读故事知中医
中学生读本

中医名家励志故事

主　编　张　明　彭玉清
编　委　（以姓氏笔画为序）

　　　　王路林　朱　吉　许雄伟　李铁浪　吴素玲

　　　　张　红　陈　燕　周大勇　袁　斌　郭　健

　　　　崔　瑛　韩　平　戴淑青

U0346202

中国中医药出版社
·北京·

图书在版编目（CIP）数据

中医名家励志故事 / 张明，彭玉清主编 . —北京：
中国中医药出版社，2018.1
（读故事知中医·中学生读本）
ISBN 978 - 7 - 5132 - 4540 - 1

Ⅰ . ①中⋯　Ⅱ . ①张⋯②彭⋯　Ⅲ . ①中医学 – 医学
家 – 生平事迹 – 中国 – 青少年读物　Ⅳ . ① K826.2–49

中国版本图书馆 CIP 数据核字（2017）第 250913 号

中国中医药出版社出版

北京市朝阳区北三环东路 28 号易亨大厦 16 层
邮政编码　100013
传真　010-64405750
河北仁润印刷有限公司印刷
各地新华书店经销

开本　880×1230　1/32　印张 7　字数 107 千字
2018 年 1 月第 1 版　2018 年 1 月第 1 次印刷
书号　ISBN 978 - 7 - 5132 - 4540 - 1

定价　26.00 元
网址　www.cptcm.com

社 长 热 线　010-64405720
购 书 热 线　010-89535836
维 权 打 假　010-64405753

微信服务号　zgzyycbs
微商城网址　https://kdt.im/LIdUGr
官 方 微 博　http://e.weibo.com/cptcm
天猫旗舰店网址　https://zgzyycbs.tmall.com

如有印装质量问题请与本社出版部联系（010-64405510）

《读故事知中医·中学生读本》
丛书编委会

吴天敏	吴若飞	吴素玲	邱建文	何光宏
何渝煦	余茜	余尚贞	谷井文	汪栋材
沈红权	迟莉丽	张红	张明	张晋
张文安	张立祥	张若平	张松兴	张树峰
张晓天	张晓阳	张冀东	陆敏	陈洪
陈燕	陈运中	陈其华	陈实成	陈筱云
武忠	范恒	范慧敏	林晓洁	林嬿钊
欧江琴	周大勇	郑心	练建红	项凤梅
赵红	赵红兵	胡真	柳静	闻新丽
姜丽娟	姜劲挺	袁斌	贾杨	贾军峰
贾跃进	顾军花	倪京丽	徐红	凌江红
高昌杰	郭红	郭健	郭文海	郭艳幸
郭海英	郭蓉娟	黄谷	黄彬	黄飞华
黄金元	曹淼	龚少愚	崔瑛	麻春杰
商洪涛	梁永林	梁兴伦	彭进	彭锐
彭玉清	董波	董健强	蒋茂剑	韩平
韩春勇	韩冠先	谢胜	谢沛霖	熊振芳
樊东升	德格吉日呼	潘跃红	霍莉莉	
戴淑青	魏一苇	魏孟玲	魏联杰	

前　言

中医药是我国宝贵的文化遗产，是打开中华文明宝库的金钥匙。它既是致力于防病治病的医学科学，又是充分体现中国传统人文哲学思想的文化瑰宝。中医药的两大特色是整体观念和辨证论治，强调天人合一，形神合一，藏象合一，其所提出的"治未病"等防病治病的理念更是越来越受到国内外的重视。进一步传承、保护、弘扬和发展中医药，使更多当代学生了解、认可和传播中医药，使中医药随着时代发展永葆生机。这不仅对于中华文化的传承、繁荣以及中华民族的伟大复兴具有极为重要的意义，更是我们每一位中医人的责任。

身心健康和体魄强健是青少年成长学习，实现梦想，以及为祖国和人民服务的基本前提。青少年拥有健康的体魄，民族就有兴旺的源泉，国家发展就有强盛的根基。但是，目前学校、社会对于学生的健康教育和思想教育的重视程度还有待进一步提高。中医药作为中国传统文化的重要载体，对于传授医药健康知识、提升青少年传统文化素养等具有重要的意义。然而，值得指出的是，由于社会环境观念的转变，当代青少年接触中国传统医药学较少，对中医药文化知识缺乏了解，甚至由于目前市场上出现的一些良莠不齐的中医药宣传读物而导致他们对中国传统医学产生误解。正是在这样的背景下，我们编纂《读故事知中医·中学生读本》系列丛书，希望能使更多的青少年了解中医药，喜爱中医药，传承中医药，传播中医药，同时通过学习这些中医药小知识提高自己对于健康和疾病的认识，进一步强壮青少年一代的身体素质。

本系列丛书立足于向青少年传播中医药知识和文化，通过生动讲述一篇篇精挑细选的中医古文经典，追随古代医家的行医历程，能够让青少年感受华佗、张仲景等名家大医救死扶伤、拯济天下苍生的医德精神；通过细致讲述一则则关于中草药的美丽传说，介绍各地盛产的道地中药，能够让青少年领略祖国山河的富饶辽阔和中药的多姿多彩；通过深入浅出地介绍一个个常见疾病，分析如何运用中医药治疗感冒、发烧、青春痘、肥胖症等，能够让青少年对中医有系统的了解，掌握一些防治疾病的中医药基础知识。

愿本丛书能帮助诸位同学丰富阅历，开阔眼界，健康身心，茁壮成长！能帮助中医学走进校园，走近青少年，走入千家万户！

何清湖

2017 年 9 月 1 日

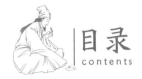

目录
contents

115　**第五章　到了宋金元，学派多而全**

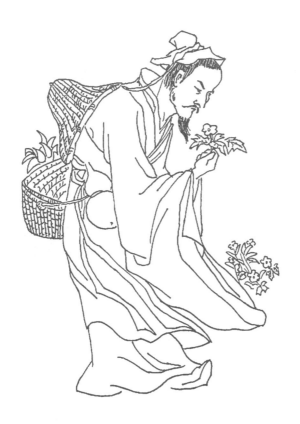

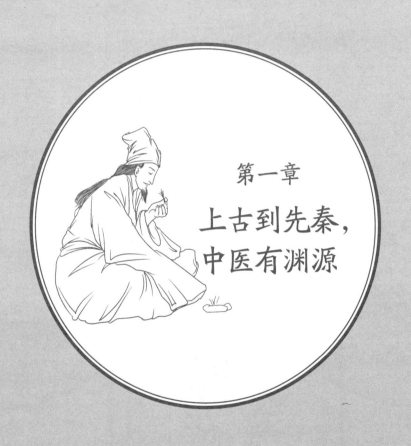

第一章

上古到先秦，
中医有渊源

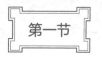

第一节

神农为民尝百草

同学们，我们为什么读书？为了实现"中国梦"，为了中华民族的伟大复兴，我们立志成为社会的栋梁之材！将来造福人民！就像神农为了族人的健康，敢于冒着生命危险尝遍百草！己虽身死，却百世流芳！

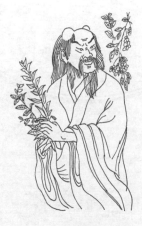

神农

当我们在学习、生活中遇到困难的时候，是该浅尝辄止呢？还是迎难而上呢？当然是迎难而上，只有这样才能取得骄绩，获得成功！有一本现存最早的中药学专著叫《神农本草经》，这本书的撰写人并非神农，却托"神农"之名做了此书的题目，这其中的缘由是因一个"神农尝百草"的传说。

在远古时期，人们没有专门治病的医生，更不知道本草植物可以用来治疗疾病。大家得了病只能硬扛着，身体健硕的年轻人遇见一些不严重的疾病尚能硬挺过去，但是老年人和小孩就不行了，很快就会因为疾病而死亡。

当时统领百姓的首领叫神农，也就是被后人称为"三皇五帝"之一的神农氏。神农非常关心百姓的疾苦，看着自己的百姓日日被疾病痛苦所折磨非常痛心，便决心为大家消灾祛病。

自此以后，神农日日为此事犯愁，他想了很多治疗办法，但效果都不理想。有一天，神农来到山西太原金冈一带，发现一头病恹恹的水牛在啃食杂草，水牛将草在嘴里咀嚼一番，不一会儿就从胃里吐出了一堆污秽的杂物，然后这水牛的状况就好转了一些，可以正常行走了。

看到这一幕，神农就推测，水牛刚才吃的草可能有治疗胃部不适的作用。于是，神农就把这种带有酸味的草，给肚子有病的人吃，这个人的肚子就不疼了。后来，神农又品尝了很多草本植物，了解了它们的不同功效，总结出能治病的药物越来越多。

可是神农尝百草是十分辛苦的事，不仅要跋山涉水寻找草木，而且品尝草药还有生命危险。因为他在品尝之前并不知道这植物有没有毒性，有时候尝到毒草他也痛苦万分，但总能凭自己坚强的毅力，有惊无险地渡过难关。

但任谁也不能得到幸运女神的永远垂青，一次，他品尝一种攀缘在石缝中开小黄花的藤状植物，把花和茎吃到肚子里以后，没有多久，就感到肚子钻心地痛，好像肠子断裂了一样，痛得他死去活来，满地打滚。最后神农没有能顶得住，被这种草所毒死。神农虽然被毒死，却用他的生命，发现了一种含有剧毒的草——断肠草。

　　这便是神农为民尝百草的传说，神农的经历是古代劳动人民在与自然和疾病做斗争的过程中发现药物、积累经验的艰苦过程，也是中药起源于生产劳动的真实写照。后来，人们为了纪念神农，便将他封为"炎帝"，而把中华儿女称之为"炎黄子孙"。

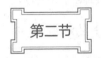

黄帝创立医学，造福天下百姓

一个心细的人、喜欢思考的人往往是最容易获得成功的，比如牛顿因为一个苹果发现了万有引力定律，瓦特通过水壶发明了蒸汽机。看看我们身边的同学，那些学习优异、成绩拔尖的，哪一个不是喜欢思考的人呢？

在咱们伟大的祖国，这样的事例也不胜枚举。

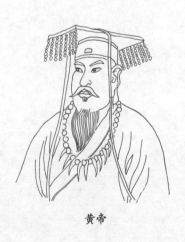

黄帝

在黄帝时期，中医学尚没有形成，人们还没有生病需治疗的概念。得了病就只能听天由命，所以当时人们的寿命非常短，很多人活不到 20 岁就得病死去了。

黄帝是看在眼里，愁在心里。有一次黄帝进山狩猎，走到半道突然遇见猛虎猛扑过来，黄帝急忙拉弓向老虎射了一箭。由于没有射中要害，箭头从虎背穿皮而过，受伤的老虎逃走了。

几天后，进山的猎人发现了黄帝曾射中的那只老虎，发现老虎在一片树林里正寻找一种长叶草吃，而且边吃边用舌头舔背上的伤口。黄帝听到这个情况，立刻前去观察，他发现受伤的老虎吃了这种长叶草，伤口不但不流血，而且已慢慢愈合。黄帝沉思一会儿，便派人把老虎吃的这种长叶草采集回来，专门给部落里受伤流血的人吃。受伤流血的人吃了这种长叶草，果然收到止血止痛的效果。

黄帝兴奋地说："看来，野兽有时比人还聪明。它们受伤后，知道吃草治伤，我们就不知道这个道理。"从这件事上黄帝受到了很大的启发，知道生灵得了疾病是可以被治愈的。于是他命雷公、岐伯二人，经常留意山川草木、虫鸟鱼兽，观察它们的生存习性。雷公、岐伯按照黄帝的吩咐，对自然界的飞禽走兽、草木花卉等，都详细地加以观察和记录，进行研究和试验，直到最后确认什么东西能治什么病为止，最后再由黄帝正式整理出来。

由此，中医药这座璀璨无比的宝库才被打开了。后世人为了不忘黄帝的功德，把中医第一本综合性的医书定名为《黄帝内经》，反映了古代百姓对黄帝的尊崇和仰慕之情。

第三节

上医不治已病治未病的神医扁鹊

同学们，如果你感觉自己整天被学习压得喘不过气来的话，那就静下心来想一想，自己把时间是否安排得足够合理。每天课前做好预习，课间认真听讲，课后做好复习，这样每一次学习新知识、巩固旧知识都有目的，知道要点在哪里，成绩怎么能不突飞猛进呢？就像扁鹊三兄弟给人治病一样，在人没有生病的时候把疾病消灭于萌芽之中，怎么能不被人称为"神医"呢？

神医扁鹊，是咱们中国人耳熟能详的名字。传说他医术很好，看人一眼就知道别人害了什么病，有使人起死回生的本事。

可是，大家知道吗？扁鹊起初并不是一个名字，而是

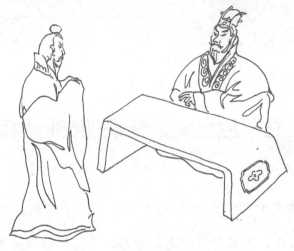

扁鹊治未病

古代人对医术高明者的泛称。就像我们现在经常说的"欧巴""暖男""小鲜肉"等词语。

根据《史记》记载，扁鹊出生在今河北沧州一带，姓秦，名越人。但是因为秦越人的名气实在是太大了，遮盖了同时代的其他名医，便独自享用了"扁鹊"这个称号。以至于后人们提起扁鹊，就笃定是秦越人。

扁鹊医术精湛、医德高尚，在百姓中又深受爱戴，可现实中他却是一个非常谦虚的人。

有一次，扁鹊游历到魏国，魏国国君魏文王得知后便请他来作客。交谈中，魏文王就问扁鹊："我听说你们家兄弟三人都精于医术，但不知哪一个是看病看得最好的？"

扁鹊就回答："我们兄弟三人，大哥看得最好，二哥次之，而我是医术最差劲的。"

这魏文王一听就纳闷了，心想，既然你大哥二哥比你医术还好，怎么寡人没听过他们的名气呀？

于是，魏文王又问："那为什么你是兄弟三人中最出名的呢？"

扁鹊就回答："我大哥治病，都是在疾病发作之前就开始治疗，患者还没有感觉到病痛，病就被看好了，所以他的名气无法传播出去，只有我们自己家人知道。而我二哥治病，是在疾病初起时开始治疗，患者才感觉的轻微病痛就被治好了，所以他的名气只传播在乡里之间。而我治疗疾病，都是病情严重时才开始治疗，老百姓看见我在经脉上针刺放血、在皮肤上敷药，觉得神奇，所以才认为我医术高明，名气也就传得远了。"

能在疾病未出现之时进行预防，这是上医。

能在疾病出现之时进行治疗，防止恶化，这是中医。

而等到病情严重的时候才发现，即便是能够治疗，也是下医。

扁鹊的这番言论，自然有谦逊的成分，但仔细想来确实是这个道理。等到渴了才想起了挖井取水，等到打仗的时候才想起来铸造兵器，难道这是明智所为吗？

所以，中医典籍《黄帝内经》上就说："是故圣人不治已病治未病，不治已乱治未乱，此之谓也。"在没有生病之前防病，这才是中医界对真正名医高手的要求。我们做事情也是这样，一定要未雨绸缪，这样等到做起来的时候才能一帆风顺。

第四节

秦武王听信谗言，扁鹊愤怒摔石针

有了坚定的意志，就等于给双足添了一双翅膀。这样你才能飞得更高、跑得更快！同学们，在学习中要有坚定的意志。

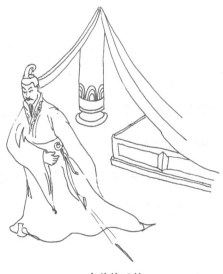

扁鹊摔石针

其实，我们在生活和学习中会有很多诱惑，比如电视剧、网络游戏、体育活动等，如果每天的学习计划没有完成，千万不要同学一声招呼，心就动摇了。不信，看看下面的故事引以为戒吧！

在战国时期，扁鹊可是位了不得的人物，他不但悬壶济世，而且还是个探险家。那时候天下由齐、楚、秦、燕、赵、魏、韩7个国家组成，扁鹊就周游列国，上为君侯看病，下为百姓除疾，足迹踏遍了中华大地，赢得了天下百姓赞许，不管走到哪里，求他看病的人都不计其数。

有一次，扁鹊游历到了秦国，秦武王正好身体患有不适，颧骨上生了个毒瘤痛苦不堪，便命人把神医扁鹊请来为他治疗。扁鹊仔细检查了一阵，然后说："需要把瘤割除，大王才不会痛，明天我就带手术刀来为大王割除。"

扁鹊回去准备手术，武王身边的亲信大臣围上来，你一言、我一语地说："君王的病症所在是在耳朵的前面，眼睛的下面。我看扁鹊的手术不一定能成功，不成功将使耳朵不灵敏，眼睛不明亮。"

秦武王听了亲信的话，心里边就开始犹豫，害怕万一治不好真落下了后遗症。于是，秦武王就把自己的忧虑告诉了扁鹊。扁鹊一听秦武王是受了亲信的蛊惑，便愤怒地把手里的石针往地上一摔，说："君王与懂得治病之事的人谋划这件事，却又和不懂治病之事的人败坏了它。假如用这种方法管理秦国的政事，那么君王的这种做法，是会使秦国灭亡的！"

扁鹊是名医，是治病的专家，但秦武王却轻而易举地听信了旁人的意见，你说气人不气人。

其实，生活中这样的事情屡见不鲜，有时候去医院找医生看病，专家开了药，回到家后身边不是医生的朋友、亲人，你一言我一语地说这药不能吃，那药不能用，搞得自己比医生还专业，最后医生所交代的治疗方案也不了了之，你说这病能看好吗？

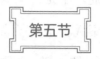

第五节

扁鹊切脉奇诊赵简子

我们坐着飞机、游轮畅游天下，我们通过网络与世界交流。科技虽然如此先进，但是你知道吗？我们对这个世界的认知还处于非常初级的阶段。通过努力地学习、不断地钻研，将来我们也能成为科学家、医生、管理者，从而成为某一领域的专家、学者、权威！

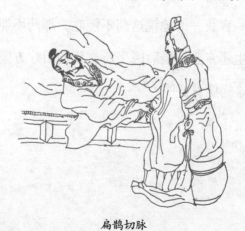

扁鹊切脉

春秋战国时期的赵简子，在晋国是一个非常有名望和权势的人。他虽然位列世卿大夫之位，却无视君主执政晋国 17 年之久，可谓是权倾朝野。

有一天赵简子病了，在床上躺了 5 天仍不省人事，府里的大夫都束手无策。于是，便请来名医扁鹊。

扁鹊入室诊视，摸准他的寸口，就切起脉象来，接着又仔细察看了他的面部神色，向家人询问了他发病的经过和患病后的症状。一会儿，扁鹊便从容不迫地站起身来，拱手环视众人说："我刚才查看了简子大夫的脉象，他的血脉正常，不会有什么大碍，以前秦穆公也出现过这样的情形，昏迷了 7 天才苏醒，告诉身边的人说他到玉皇大帝那里游玩了一趟，这次你们家简子大夫所处情况应该和当年秦穆公相同。"

因为当时巫医迷信横行，扁鹊担心赵简子家人请巫师来装神弄鬼，便又告诫说："你们不要给他乱吃药，也不要求神弄鬼，那都无济于事。他的病是因为过度劳累所致，你们让他好好休息，过不了几天，等他休息好了自然就会醒来。"

　　果真又过了 2 天，赵简子苏醒了，并同样对周围人说了去天帝那玩耍一类的话，还说天帝告诉他晋国将会一代一代地衰微下去，过了 7 代就会灭亡。人们把扁鹊说过的话告诉赵简子，赵简子觉得扁鹊是一个神医，便赐他田地 4 万亩。

　　号脉，是中医独特的诊疗方法。而历史上关于号脉实际应用的记载，就来源于神医扁鹊，所以司马迁说："至今天下言脉者，由扁鹊也。"扁鹊对中医脉诊理论的建立和完善起到了至关重要的作用。

扁鹊起死回生虢太子

当我们遇上一道难题的时候是不是会感觉头脑如一团乱麻？其实，这时候你千万不要着急，认真地分析，冷静地思考，慢慢理出思路，很快你就会有拨云见日、恍然大悟的感觉。如果能时时冷静处之，会发现自己的学习成绩突飞猛进！来，看看神医扁鹊遇到疑难疾病的时候是怎么处理的吧！

话说有一次扁鹊路过虢国，见全国上下都在举行祈祷仪式，一打听，原来是虢国太子刚刚过世。出于职业习惯，扁鹊就对这位太子的病因特别好奇，便拉住一位负责祭祀活动的官员询问太子的情况。

扁鹊先问了虢太子平日里的身体状况，侍官说平常虢太子身体康健，不曾患过什么疾病。随后，扁鹊又问了虢太子死亡时的情景，侍官回答说虢太子是半夜的时候，突然昏厥倒地，然后就不省人事了。

扁鹊了解情况后，便点了点头说："虢太子也许还有生还的希望！"

已经死的人怎么还能被救活？侍官觉得荒谬，便付之冷笑。

扁鹊解释说："你如果不相信我的话，可以再去看看太子的尸体，会发现他的耳朵还有听觉，鼻翼尚在微微张动。若顺着他的大腿往上摸，会感觉尚有温热没有消失。"

侍官去查验，发现果真如此，再也不敢怠慢，赶紧禀告虢国赵君。赵君早就听说过扁鹊的大名，得知他能救活自己的孩子，真是又惊又喜，立即传令在宫中接见扁鹊。

扁鹊见了赵君说："太子患的是尸厥病（类似现代的休克），得此种病的人会突然昏迷，并且手足冰凉，脉搏微弱，初看上去像死去一般，其实并没有死。"

赵君听了破涕为喜，马上请扁鹊进内宫给太子治病。扁鹊来到卧榻前，仔细察看太子的气色，切了脉，然后分别在太子身上的人中、涌泉等 8 个穴位扎了针。过了一会儿，太子果真苏醒过来。之后，扁鹊留下药方，嘱咐太子按时服药。太子服汤药 20 天后，身体便完全康复了。

扁鹊救活虢太子的事情在当时迅速成为一件爆炸性新闻，各地百姓奔走相告，都说他有起死回生之术。从此之后，人们便用"起死回生"这个词语来形容医生的高超技艺。

第七节

文挚看病，不开药方却大骂病人

当你被老师批评、父母责骂的时候，是不是会恨他们呢？千万不要。这是他们爱你的一种表现。当你长大的时候，你会感恩他们的！

文挚是战国时期，宋国的名医。有一天，远在千里的

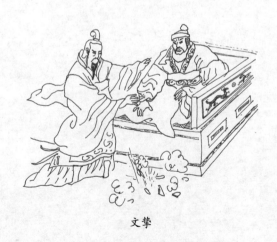

文挚

齐国使臣却请他去给齐闵王看病，原来是这齐闵王患了一种怪病，整日茶饭不思，情绪低落、思维迟缓，齐国大大小小的医官都束手无策。

于是，文挚来到了异国他乡行使自己治病救人的职责。可当他诊过齐闵王的病后，却犹豫了。原来齐闵王所患的是气郁证，也就是现在的抑郁症。俗话说"心病当需心药医"，文挚弄不来心药，所以即便找到了病因，也开不了药方，难怪齐国那么多医官都治不了。

不过文挚倒是想到了一个办法，就是激怒齐闵王，中医认为"怒胜思"，气随怒上便能冲破郁结的部位。只是这个办法过于冒险，毕竟伴君如伴虎。

于是文挚偷偷对太子说："齐王的病只有用激怒的方法来治疗才能好，如果我激怒了齐王，他肯定要把我杀死的。"

太子听了恳求道："只要能治好父王的病，我和母后一定保证你的生命安全。"文挚推辞不过，只得应允。

征得病人家属的同意，文挚开始了自己的治疗计划，他与齐王约好看病的时间，结果第1次文挚没有来，又约第 2 次，2 次没来又约第 3 次，第 3 次同样失约。齐王见文挚恭请不到，连续 3 次失约，非常恼怒，痛骂不止。

过了几天文挚突然来了，连礼也不行，鞋也不脱，就上到齐王的床铺上问疾看病，并且用粗话野话激怒齐王，齐王实在忍耐不住了，便起身大骂文挚，文挚也不示弱地和齐王对着骂，两个人就像是地痞无赖在大街上破口对骂，惊得朝野一阵喧哗，都想着这文挚必死无疑，可这一怒一骂，郁闷一泻，齐王的忧郁症竟然好了。

事后，齐王知道了前因后果，不但没有怪罪文挚的忤逆之罪，反而大加封赏。文挚用激怒病人的治疗手段，治好了齐王的忧郁症，给我国中医史上留下了一个情志疗法的典型范例。

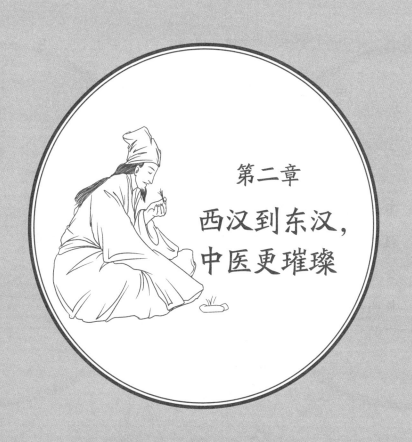

第二章

西汉到东汉，
中医更璀璨

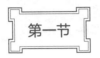

第一节

淳于意不吝绝学，传道授业

同学们，请多多帮助身边的人。有的同学某道题不会做，向他请教，他觉得"这个同学会了学习就会超过我"。殊不知，给同学讲一讲，自己对知识的理解会更深刻、更透彻、更连贯，也有利于自己成绩的提高。

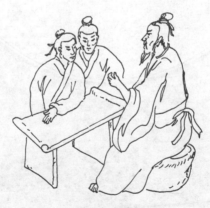

淳于意传道

我国自古就有"教会徒弟，饿死师傅"的说法。在古代由于生产力水平低下，掌握了一门手艺或者技术，便可安身立命，一辈子靠它吃饭，养活一家老小，甚至荫及后世子孙。

所以为了避免同行业竞争，掌握一技之长的人必然不愿将自己的本事悉数传给外人，甚至很多家族还立下传男不传女的规矩，生怕被别人抢了自己的饭碗。而西汉的名医淳于意就处于这样一个知识封闭的时代。

淳于意是今山东淄博人，姓淳于，名意，精于医道，乐善好施。淳于意的医术是跟着公孙光学来的，等到出师的那一天，他的老师公孙光告诫他说："我所知道的妙方，都教给你了，你千万不要告诉别人。"等到他后来又拜师名医公乘阳庆的时候，公乘阳庆也特意交代说："千万不要让别人知道你得到的医方。"

可是在日后的行医过程中，淳于意渐渐发现需要医治的病人数不胜数，单靠一个人的能力根本无法救治天下所有百姓。淳于意反问自己："难道自己因为那么点私心，就置其他受苦的百姓于不顾吗？这怎么能普济天下？"

　　于是，淳于意决心打破这种知识封闭的狭隘意识，对每一位找他求学的人，他都丝毫不吝惜自己所学，悉心指导。渐渐地，他的徒弟越来越多，很多弟子都成为诸侯各国的侍医，造福一方百姓，淳于意的名声也越来越大。

　　中医治病的方法历来秘而不宣，被视为谋生的良法，所以秘方特别多，这种风气至今不衰，而淳于意像秦越人一样，并没有把医学经验的传授限定在神秘而狭小的范围内，而是广泛传授医术，他因材施教，培养宋邑、高期、王禹、冯信、杜信、唐安以及齐丞相府的宦者平等人，是秦汉时期文献记载中带徒最多的一位医家。这种大公无私的精神值得我们每一个人学习。

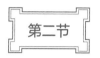

第二节

淳于意与世界上最早的"病历"

前段时间有个新闻，说某个高考状元的课堂笔记、错题本在网上被卖到了多少多少钱！因为什么？因为课堂笔记、错题本可以让我们系统地温习已经学过的知识。所以，在这里温馨提醒一下同学们，没有记课堂笔记的同学们，以后要建课堂笔记哦！这个非常重要。

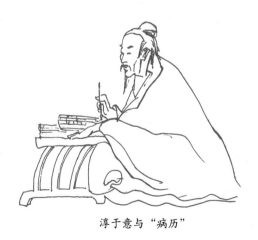

淳于意与"病历"

其实，课堂笔记跟我们去医院看病的时候，医生给我们建的病历是一样的。就像是身份证一样，里边记载着自己籍贯、姓名、性别、年龄及所患疾病的情况等。这个非常有用，下次复诊的时候，大夫通过这个病历，就可以知道上次用的什么药？效果怎么样？然后根据这个病历调整用药，非常有利于病人的康复。

可是在2000多年前的封建社会，那时医生、患者都没有这样的概念，直到有一个叫淳于意的人出现，才首创了世界上最早的"病历"。

淳于意是西汉时期的一位名医，他自幼热爱医学，曾拜公孙光、公乘阳庆为师，学黄帝、扁鹊的脉书、药论等，精于望、闻、问、切四诊，尤以望诊和切脉著称。

话说这淳于意在起初行医看病的时候也是和其他大夫一样，看病杂乱无章，首诊的病人隔几天再过来，淳于意还要再询问对方的姓名、年龄及吃过的药，他深深地感觉到，对病人的病情和特征，如果没有记录而仅靠医生的记忆，很难做到一丝不漏。

经过长期的摸索和实践，淳于意想到了一个好办法！在就医中，他把病人的姓名、年龄、性别、职业、籍贯、症状、病名以及诊断、病因、治疗日期、疗效、预后等都一一记录下来，同时，把治愈的和死亡的病例也详细记录，淳于意把这种记录称为"诊籍"。

这种诊籍大大提高了医生对患者信息的记忆，对前来复诊的患者只要看一眼有关他的诊籍，所有的情况都可以一目了然，大大提高了治疗效果。而且诊籍的出现还无意地保存了医生的医疗学术思想，这对我国悠久中医理论的传承和弘扬大有裨益。

后来，记录诊籍就成了中医大夫的惯例，"诊籍"也就逐渐演变成我们今天所见的"病历"，淳于意也理所当然地成了"病历"的创始人！

第三节

淳于意心怀苍生不畏权贵

在洋洋五千年的中华民族历史长河中，涌现出了诸多刚正不阿、博学多才、志向远大、热爱人民的人。这些人，是中华民族的脊梁！是中华民族的灵魂！我们应当向他们学习，把中华民族的精神气节继承下去、发扬光大！

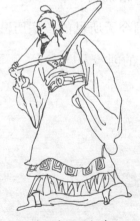

淳于意不畏权贵

中国古代封建社会，统治者为了维护自己的统治，将社会大众划分为不同的阶级。而作为达官显贵的上层阶级会拥有许多特权，以显示他们比普通老百姓高人一等。

所以，在古代有权有势的人看病，从来不会遭遇像现代社会看病难看病贵的难题，他只需要一个招呼，自会有医生上门服务。有的地方诸侯还各自在府宅内设了侍医，成为他们的宫廷医生。

可是，我们西汉的名医淳于意却不是这样的人。在他眼里，病人没有穷人和富人之分。因为他的医术好，名气大，当时身为一方诸侯的赵王、吴王、济南王都先后想召请他为侍医，他不愿去当权贵的门客，便义正词严地拒绝了。这些诸侯们竟然在一位布衣郎中前吃了闭门羹，由此怀恨在心，一心想要报复。

终于有一天机会到了，当时恰逢齐王生病，请淳于意诊治，淳于意未至，齐王因别的医生误治而死，加上淳于意对权势人家态度冷淡，不是有求必应，于是祸从天降，被安上贪污渎职的罪名，予以逮捕，立即解往长安接受审判。

　　贪污渎职的罪名非同小可，不是在脸上刺字就是被砍断手足，甚至死刑。可是，淳于意并不因此而懊恼自己之前的行为，他认为自己的医术是为天下苍生服务的，而不是只为少数权贵服务。即便是在押往长安的路途中，他也从未停止为慕名求医的人诊治疑难杂症。

　　好在，当时的汉文帝是位明君。淳于意的小女儿缇萦随父亲来到长安上书文帝求情："我的父亲清廉公正，现在犯法当受惩罚。我认为死的人不能复生，受过刑的人不能还原，即使想改过自新也不可能了。我愿意献身为官婢，来赎我父亲的罪过，使他有机会悔过。"文帝读了以后，为缇萦所感动，释放了淳于意。这一年也因此废除了肉刑。这便是历史上有名的"缇萦救父"。

　　淳于意不畏权贵，坚持医术应当为天下苍生服务的理念最终成为一代名医。医圣张仲景在《伤寒杂病论》序文中说："上古有神农、黄帝、岐伯；中古有长桑、扁鹊；汉有公乘阳庆、仓公。"文中所说的"仓公"，指的就是淳于意。张仲景将淳于意与神农、黄帝、岐伯、长桑、扁鹊等人并列在一起，可见他的影响之大。

张仲景发明饺子，治疗"冻耳"

只有创造，才是真正的享受；只有拼搏，才是充实的生活。当我们冥思苦想，攻下一道数学题时，当我们一气呵成，写成一篇作文时，是否有一种自豪感、满足感？专心，用心、努力！

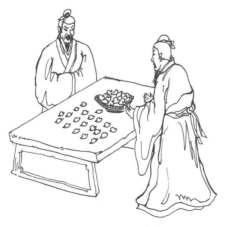

张仲景和饺子

有句古话说："十月一，冬至到，家家户户吃水饺。"

冬至吃饺子，是我们中国人的习俗，已经有上千年的历史了。冬至这天，北半球得到的阳光最少，是最冷的一天，传说如果不端碗饺子吃，入了年关就会冻掉耳朵。

可是，为什么要吃饺子呢？这其中的缘由主要跟古代一位名医有关。这位名医想必大家都非常熟悉，叫张仲景。张仲景是东汉末年著名的医学家，被后人尊称为医圣，名列南阳五圣之一。他所著《伤寒杂病论》，集医家之大成，被历代医者奉为经典。

张仲景曾任长沙太守，是一省的主官，心里所思所想全是百姓。平日里除了处理日常政务，就是坐诊为百姓除疾医病。可是"大兵之后，必有灾年"，东汉末年，战乱频繁，百姓们过得苦不堪言。特别是到冬天，因为缺衣少食，穷苦的百姓忍饥受寒，很多人耳朵都冻烂了。

张仲景看在眼里非常难受，心里总挂记着那些冻烂耳朵的穷百姓。于是，他就叫弟子在南阳东关的一块空地上搭起医棚，架起大锅，在冬至那天开张，向穷人舍药治伤。张仲景施舍的这个药非常奇特，不是黑乎乎难喝的汤药，而是一枚枚长得像耳朵的包子。

原来这是张仲景总结汉代300多年临床实践而自创的"祛寒娇耳汤"，其做法是把羊肉和一些祛寒药材剁碎，用面皮包成耳朵状，然后在锅里煮熟。每人两只娇耳、一碗汤。因为羊肉具有温补作用，最宜在冬天食用。人们吃下后浑身发热，血液通畅，两耳很快就变得暖和了。老百姓从冬至吃到除夕，抵御了伤寒，治好了冻耳。

后来，人们为防止冻耳，总是在冬至这一天仿娇耳的样子做过节的食物，人们称这种食物为"饺耳""饺子"或"扁食"，以纪念张仲景开棚舍药和治病救人。

如今已经1800年过去了，虽然我们用不着用娇耳来治冻烂的耳朵了，但张仲景所创的"祛寒娇耳汤"，一直在民间广为流传。每逢冬至，人们吃着饺子，心里仍记挂着张仲景的恩情。

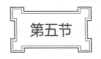

张仲景大开衙门，坐堂行医

还记得《钢铁是怎样炼成的》里面的那段至理名言吗？

人最宝贵的东西是生命，生命属于人只有一次。人的一生应该是这样度过的：当他回首往事的时候，他不会因为虚度年华而悔恨，也不会因为碌碌无为而羞耻。这样，在临死的时候，他就能够说："我的整个生命和全部精力，都已经献给世界上最壮丽的事业——为人类的解放而斗争。"

我们每个人来到这个世界上，都应该珍惜时光，努力去做有意义的事！

对在药店内为患者诊脉看病的中医大夫，中国自古有

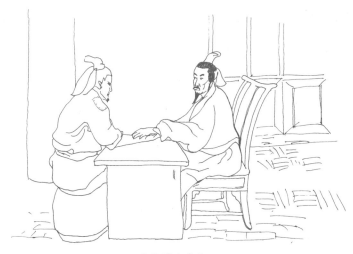

张仲景坐堂行医

个特有的称谓叫"坐堂医"。坐堂，是指官吏出庭处理事务，因坐于厅堂而得名。

可是，古代的衙门不是历来屋宇森森，百姓难进吗？这中医怎么能和坐堂扯上关系呢？咱们且穿越到1800多年前的东汉，看看名医张仲景是怎么行医的。

建安八年，也就是公元203年的某一天。张仲景穿着青布单衣在长沙府衙的庭院里郁闷地走来走去。前几天，他刚被时任荆州刺史的刘表推举为长沙太守。这太守他本是不情愿当的，可当时的官员任命是"举孝廉"制，张仲景笃实好学，博览群书，医术高超，在百姓眼里很有威望，所以朝廷一道旨意，张仲景便被指派为长沙太守。

当了太守也算是一方诸侯，地位相当于今天的湖南省省长，换作旁人烧高香还来不及的，可是张仲景却并不开心，因为他的心思全然不在官场之上。这么多年，他见惯了政治黑暗，朝政腐败，看遍了生灵涂炭，横尸遍野，知道"百姓苦"的道理，所以从小就厌恶官场，轻视仕途，怜悯百姓。

眼前这高墙重重的府衙，对张仲景来说不是平步青云的门票，而是阻碍他济世行医的牢笼。因在封建时代，做官的不能随便进入民宅，接近百姓。可是不接触百姓，就不能为他们治疗，自己的医术就毫无用武之地。

他想了又想，终于做了一个"敢为天下先"的决定。他要敞开府衙大门，把衙门当成自己行医的诊所，于是择定每月初一和十五两天，大开衙门，不问政事，让有病的百姓进来，他端端正正地坐在大堂上，挨个地仔细为群众诊治。他还让衙役贴出安民告示，告诉老百姓这一消息。他的举动在当地产生了强烈的震动，老百姓无不拍手称快，对张仲景更加拥戴。

时间久了便形成了惯例。每逢农历初一和十五的日子，他的衙门前便聚集了来自各方求医看病的群众，甚至有些人带着行李远道而来，千年的衙门就这样被他改成了诊所。后来人们就把坐在药铺里给人看病的医生，通称为"坐堂医生"，用来纪念张仲景。

事实证明，张仲景的这个决定是多么正确。经过历练，张仲景最终成为一代名医，在历史的潮流中，人们没有记住他的上一届太守和下一届太守的名字，唯独他的名字"张仲景"永载史册。

第六节

张仲景凝聚毕生心血，写就
《伤寒杂病论》

　　不去耕耘，不去播种，再肥的沃土也长不出庄稼；不去奋斗，不去创造，再美的青春也结不出硕果。同学们，请努力学习，长大后你会发现，越努力，你施展才华的地方越多！

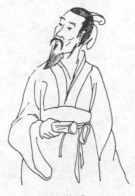

张仲景

距今 1800 多年前，在古南阳郡涅水北岸一个叫涅阳的大村镇里，一位张家户主诞生了一个男孩，父亲给他取名为机，字仲景。这个男孩，就是后来中外皆知，被后人尊为医圣的大医学家张仲景，生于公元 150 年。

张仲景所生的年代，正值东汉末期，天下大乱。因为连年战争，所以经常有瘟疫暴发，每次瘟疫到来，都有许多无辜的老百姓被疾病折磨致死。轻者村村闻哭声、家家戴重孝；重则路断人稀，田园荒废。张仲景胸怀仁心，目睹一幕幕惨剧，下决心要帮助百姓，可是怎样才能帮他们解除病痛呢？自己又不是观音菩萨。

正巧，张仲景的叔叔张伯祖是当时南阳一带名医，经常四处给人治病。有一天，邻村的一位农民得了伤寒病，来请张伯祖去看，正巧张仲景在叔父家里，于是张伯祖便带着张仲景一起去给诊治，经过用药，患者终于脱离了危险。张仲景亲眼看到叔父用高超医术挽救了一条生命，心里赞叹不已，终于找到了救民于水火的方法，那就是成为一名医生，悬壶济世。

于是，张仲景更加刻苦学习，认真研读前人留下来的医学著作。而且拜张伯祖为师，下功夫钻研医药，精究方术。自此以后，张仲景在叔叔的指导下，读完了《黄帝内经》《难经》等典籍，跟着张伯祖外出治病，走遍了乡野的每一个角落，搜集了许多民间治病的药方。

功夫不负有心人，张仲景经过几年刻苦钻研，医术提高很快，找他看病的人越来越多。对待患者他都一视同仁，对权贵不畏，对贫贱不欺，不管白天黑夜，山高路险，只要有人找他治病，他都立即前往，认真诊断。

张仲景尽管医术高明，远近闻名，但他从不满足自己现有的医术。他深知医学的道路永无止境，只有虚心求教，博采众方，不断提高自己的水平才能造福于百姓。在长沙任内，张仲景也没有因为自己"官老爷"的身份而脱离群众，而是一有机会便深入民间，留心各种疾病，注意搜集民间方药，闲暇时间，还会召见地方名医，商讨医理，诚恳求教，以融汇各家经验，不断丰富自己的医学知识。

公元196年（建安元年）以后，大规模的伤寒病又开始在全国各地蔓延，不到10年时间，仅张仲景自己家族200多口人就病死了一百三四十口，张仲景悲痛感慨"感往昔之沦丧，伤横夭之莫救"。于是，他毅然辞去太守职务，深入民间为百姓治病，并在认真总结前人的医学理论的基础上，根据自己丰富的临床实践，参考一生收集的大量民间方剂，埋头刻苦著作。最终经过十几年的努力，写成了《伤寒杂病论》。

此书系统地分析了伤寒的原因、症状、发展阶段和处理方法，创造性地确立了对伤寒病"六经分类"的辨证施治原则，奠定了理、法、方、药的理论基础。至今是中国中医院校开设的主要基础课程之一，是中医学的源泉。华佗读了他的《伤寒杂病论》后也十分兴奋地夸赞说："此真活人书也！"

张仲景在《伤寒论》中有一句话说得好："进则救世，退则救民；不能为良相，亦当为良医。"这体现了张仲景高尚的医德医风，他的这种境界追求也成为后世医家的指路明灯，为我们留下了宝贵的精神财富。

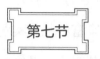

华佗发明"麻沸散"

罗丹曾经说过一句话：这个世界不是缺少美，而是缺少发现美的眼睛。你是否感到每天的学习生活很枯燥、很无聊？睁大你清澈的眼睛，来发现美吧！

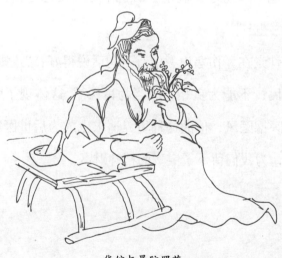

华佗与曼陀罗花

现代西医在给病人做手术的时候，都会先给病人用上麻醉药，这样随后上了手术台，任凭大夫们怎么开膛破肚病人也不会觉得疼了。

因为麻醉药在西医手术上的广泛应用，导致很多人以为麻醉药是西医的专利，其实不然。华佗是中国历史上第一位创造手术外科的专家，也是世界上第一位发明麻醉药的先驱者，他所创造的"麻沸散"为外科医学的开拓和发展开创了新的研究领域，这比美国的牙科医生摩尔顿（1846 年）发明乙醚麻醉要早 1600 多年。

华佗，名旉，字元化，汉末沛国谯（今安徽亳州）人，是东汉末年的著名医学家，与董奉、张仲景并称为"建安三神医"。但是，华佗的"神"不只是因为他在方药上有较深造诣，最主要的是他善于外科手术。华佗除了医治常见的病症之外，还可以用一把小小的手术刀使许多对自己所患病症已绝望的濒死病人，神奇般地保全生命并恢复健康。

不过，在没有麻沸散之前，华佗在进行外科手术操作的时候非常困难。因为在进行一些大的手术时，很多患者无法忍受刀割之苦，他们的剧痛、惨叫及拼死的挣扎都阻碍了手术操作。因此，华佗一直在试图找出缓解病人在手术期间疼痛的方法。

有一次，华佗到乡下行医，碰到一个很奇怪的病症：患者昏迷不醒，躺在田野小道上一动也不动。但神色看上去安详平和，按按脉搏，摸摸额头体温，一切正常，不像是患了什么绝症。华佗百思不得其解，不料在诊疗过程中，这位患者竟然自己苏醒了过来。细问才知道他是误食了路边的曼陀罗花。

华佗灵机一动，连忙让这位患者找了几株曼陀罗花，他拿起仔细端详，又摘朵花放在嘴里尝了尝，顿时觉得头晕目眩，满嘴发麻："啊，好大的毒性呀！"

可是这下华佗却被毒得十分高兴，因为他终于找到了能让病人动手术感觉不到疼痛的办法了，就是用这曼陀罗花以毒攻毒。

从那天起，华佗开始对曼陀罗花进行试验。随后，华佗又到处走访了好多医生，收集了一些有麻醉性的药物，经过多次不同配方炮制，终于把麻醉药试制成功了！最后他又把麻醉药和热酒配制，麻醉效果更好。因此，华佗就给它起个名字——麻沸散。

华佗自从制成麻沸散以后，不论是开刀，还是剖腹，他先让病人喝麻沸散，失去知觉后，再开刀动手术，这样病人就减少了痛苦。病患如果在肠中，就割除肠子病变部分，洗净伤口和易感染部分，然后缝好腹部刀口，用药膏敷上，四五天后，病就好了，不再疼痛。

华佗就是用这种方法成功地完成了许多大大小小的手术，成为中国历史上第一位能够实施开腹手术的著名外科医生。他精于外科手术，这在当时是独一无二的。他创造的"麻沸散"不仅流传于中国，也流传于朝鲜、日本、摩洛哥等世界多个国家。真是无愧于"外科鼻祖"的称号。

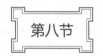

华佗因母立志学医

每个青少年都有自己的偶像，我们或许只知道他成名后的一些光辉事迹，但很少知道他成名前的刻苦经历。

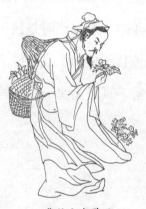

华佗立志学医

华佗的父亲是位教书先生，母亲以养蚕织布为生，家境还算殷实。可是天有不测风云，人有旦夕祸福，就在华佗 7 岁那年，父亲竟然感染瘟疫死亡了，哥哥也被抓去充军，家里一下子失去了生活支柱，小华佗只能和母亲相依为命。

可是当时，宦官当道，朝廷腐败，捐税徭役繁重，加之兵荒马乱，瘟疫流行，华佗的母亲操劳过度，很快也染上了重病。母亲患病后忽冷忽热，周身疼痛，皮肉肿胀，非常痛苦，华佗四处寻找名医为母亲看病，可是直到家里的银子花完了，母亲的病也没有好转，反而越加严重。母亲病故前对华佗说："孩子，记住你的父母都是被这种瘟疫折磨死的。我希望你早日学成医术，好让百姓少受疾病之苦！"

眼睁睁地看着母亲被病魔夺去了生命，而不能施救，华佗心里痛苦万分。同时，他也记住了母亲临终教导，立志不图官位，愿为良医，以救民济世为本。于是，他辗转千里找到了父亲生前的好友蔡医生，跟着他学习普济众生的医术。

小华佗聪明、勤奋，很快就得到了师傅赏识。有一天，师傅把华佗叫到跟前说："你已学了 1 年，认识了不少药草，也懂得了些药性，以后就跟你师兄学抓药吧！"

华佗高高兴兴地来到药铺学抓药，可师兄们见他小便有意欺负他，不让他碰戥秤，戥秤是古代一种称量工具，华佗不会使用戥秤，即便是知道抓的什么药，也不清楚药物的具体分量。

华佗知道师兄们有意刁难，可是这件事又不能告诉师傅，不然以后的日子就更不好过了。华佗琢磨了好几天，终于想出一个好办法。每当师兄们把药称完包好，他总要看着师傅开单的数量，用手掂量一下药包，心里默默记着。这样天长日久，手上的功夫越来越熟练了。

有一回，师傅让华佗抓药，见他竟不用戥秤，抓了就包，顿时怒形于色，严厉地说："你知道吗？抓药是人命关天的大事。你这样随手就抓，岂不是拿人的性命开玩笑！"华佗笑笑说："师傅，错不了，不信你称称看。"师傅半信半疑地拿过华佗包的药，逐一称了分量，可不是，跟自己开的分量分毫不差！他又开了个新药方，让华佗再抓几剂，结果还是准确无误。师傅十分惊奇，反复询问华佗的好手艺是怎样练出来的。华佗见隐瞒不住，只好如实讲了。师傅听了，激动地说："能继承我医道的，必定是华佗啊！"

世上无难事，只怕有心人。没有人是随随便便可以成功的，唯有像华佗一样持之以恒，坚持不懈，用心去做，才能取得成功。

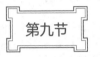
第九节

名医华佗虚心向乡野郎中拜师

　　三人行，必有我师。每个人都有长处，我们应该
学习别人的长处，修补自己的短处，这样才能完善自
己。像华佗这样的名医都谦虚、好学地向别人学习，
我们更应该不耻下问。

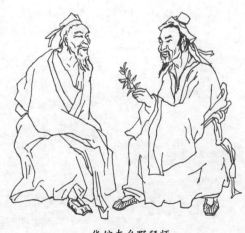

华佗在乡野拜师

华佗虽然是位名医，但有时也有看不了的疾病。

一次，华佗给一个年轻人看病，经望、闻、问、切之后，确诊患者是得了头风病，可是他一时又拿不出来治疗此病的药方，急得束手无策，病人对此也很失望。

华佗只能开了几服缓解症状的药先行离去。过了几天，他前来复查，发现患者竟然康复了。华佗知道自己的药治标不治本，便怀疑有世外高人治好了年轻人的病。结果一问，还真是一位附近村子的乡野郎中给看好的。

华佗听后很是惭愧，便打听到老中医的住处，决心去拜师学艺。但华佗当时名噪四方，唯恐老中医不肯收他为徒，于是改名换姓，来到老中医门下，恳求学医。老中医见华佗心诚，就收他为徒。从此，华佗起早贪黑，任劳任怨，虚心好学，终于掌握了治头风病的绝技。

当华佗满师成才时，这位乡野郎中才明白眼前这位平日里自己呼来唤去的学徒竟然就是名医华佗。他一把拉住华佗的手说："华佗啊，你已是名扬四海，为何还要到我这里受苦？"

华佗回答说："山外有山，学无止境。人各有所长，我不懂的地方就应该向您学习。"

第十节

被人瞧不起的王叔和终成脉学大家

用这生命中的每一秒，给自己一个不后悔的未来。同学们，请刻苦！再刻苦！你会收获同学们的喜爱，老师的赞叹，父母的骄傲！

王叔和是魏晋之际的著名医学家。在中医学发展史上，他做出了两大重要贡献，一是整理《伤寒论》，一是著述《脉经》。

王叔和的幼年时代是在缺衣少食的贫寒中度过的，俗话说"穷人家的孩子早当家"，严酷的生活环境较早锻炼出他勤奋好学、谦虚沉静的性格。

他特别喜欢医术，自小读了不少古代医学典籍，并逐渐学会了诊病治病的医术。可是他开始行医的时候总被人瞧不起，因为家境贫穷，衣衫破旧，大家还以为他是要饭的呢！可是，他不管世人如何看待，只自己默默治病救人。

东汉末年战乱频繁，王叔和为了躲避战乱只好背着药箱四处流浪，常常食宿无着。后来他千里迢迢流浪到荆州，遇见了多年前的朋友卫汛。卫汛是张仲景的弟子，经推荐，王叔和也拜张仲景为师。从此，王叔和白天行医，晚上接受恩师指点，进步很快。

由于他对脉学很有些研究，慢慢也治好了许多疑难病人，请他看病的人也就越来越多了，他的名声也就越来越大，逐渐传遍了整个洛阳城。王叔和32岁那年他被选为魏国少府的太医令，再也不是当年被别人瞧不起的小郎中了。

王叔和利用当太医令这个有利条件，阅读了大量的药学著作，为他攀登医学高峰奠定了坚实的基础。后来，王叔和经过几十年的精心研究，在吸收扁鹊、华佗、张仲景等著名医学家的脉诊理论学说的基础上，结合自己长期的临床实践经验，终于写成了我国第一部完整而系统的脉学专著——《脉经》，使脉学正式成为中医诊断疾病的一门科学。

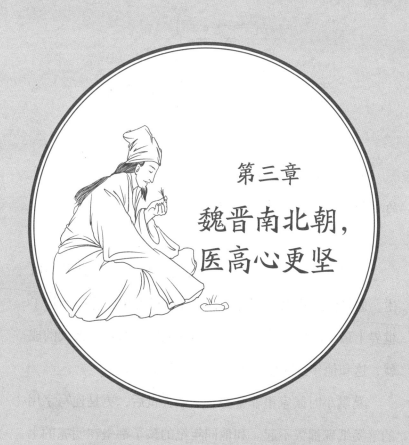

第三章

魏晋南北朝,
医高心更坚

第一节

葛洪少年苦学终成名医

宝剑锋从磨砺出，梅花香自苦寒来。没有少年时的刻苦努力，哪有象牙塔里的光辉灿烂？

葛洪是东晋时期的道士，也是中医历史上有名的医生。而且他还热衷于炼丹术，并在此过程中无意间制作了世界上最早的黑火药。不过，葛洪之所以取得这么大的成就，这和他年少时候的刻苦学习是分不开的。

葛洪小时候家里非常穷，父亲去世后，更是连写字用的笔墨纸砚都买不起。和他同年纪的孩子都坐在明亮的书院里习字读书，而葛洪只能早早担起家里的重担。

但葛洪从来没有放弃对学习的渴望，每当他背着柴担路过学堂，他都忍不住羡慕地注视会儿那些能够学习的孩子。

有一天，葛洪砍柴回家后，在灶间帮母亲烧柴做饭。饭熟火熄之后，他把灶膛里乌黑的木炭取了出来，发现能在墙上留下黑印，于是便想到了一个能够写字的好方法。从此以后，葛洪每次上山打柴都要带上些木炭，在砍柴累的时候就会在山岩上写字，担柴回家就往路边的石头上写字。就这样，葛洪的字越写越好，默写的文章越来越多。

随着时间的推移，家里父亲遗留下来的旧书籍已经被葛洪背熟了，已经满足不了他的阅读欲望。于是，他把目光投向外界，经常千方百计向城里的亲朋好友们借书来读。

一个夏日的正午，葛洪刚从城里一个亲戚家里借书回来，在路上碰到一个童年时的小伙伴。那人看着烈日炎炎下汗流浃背的葛洪，带着嘲讽的口吻说："葛洪老弟，读书有什么用，又不能当饭吃，你看我这不读书活得比你都好。"

葛洪听完后会心一笑回敬他说："污水中的泥鳅，不知四海的宽广；腐草中的萤火虫，哪能看到日月的光华。"

一个甘愿平庸的人，又怎会知道知识给人带来进步的力量是何等强大。于是，人们经常会看到一个年轻人，背着沉甸甸的书籍，往返在乡间城里的路上。就这样日复一日，年复一年，葛洪阅读了各种书籍，知识面变得更加的宽广，又写得一手好文章，获得了大家的赏识。

后来葛洪又读了许多医学和药物学方面的书籍，他还在行医、游历的过程中收集和筛选出价格便宜、容易获得、疗效显著的药材、方剂，写成《肘后备急方》，书名的意思是可以常常备在身边的应急书，改变了以前的救急药方不易懂、药物难找、价钱昂贵的弊病。

举凡名医，必有一段艰难的求学历程，以其超人的毅力去探索和学习。葛洪的一生可谓精彩，而且颇具传奇色彩，他在幼年时刻苦读书的基础为后来在医学方面的成就打下了坚实的基础，为中医事业做出了突出的贡献。

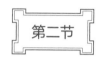

千两白银换菜籽

真诚的关心，让人心里那股高兴劲儿就跟清晨的小鸟迎着春天的朝阳一样。同学们，请多关心身边的人，你会开心、快乐，与很多人成为朋友！

葛洪乐善好施，医德高尚，为人治病从不求金钱上的回报，至今还流传有"千两白银换菜籽"的佳话。

话说东晋年间，有位富家公子好吃懒做，不务正业。有次偷了家里的一大笔银子去赌博，被父亲发现后狠狠地责骂了一顿。

这一骂不要紧，谁知这富家公子身体虚弱，平日里又娇生惯养，被父亲一顿臭骂后竟然精神上受不了刺激生病了。刚开始还神志清醒，后来越发严重，最后昏迷不起。

父亲先请来一位当地知名的郎中，诊治之后，认为是纯虚之证，只有大补一法，建议每日用人参3钱。

结果这几顿人参汤下肚，富家公子最后竟身强如尸，皮下还生了无数个大大小小的痰核。家人以为他不行了，已开始哭哭啼啼地准备后事。

这时，正好葛洪游历到此处，得知这家情况竟然忍不住放声大笑起来。那些围在四周的亲属都吃了一惊，顿时止住哭声，朝他观望。葛洪说道："真是糟蹋了那么好的人参，明明我几服药就可以把他治好！"

死者为大，其父一听葛洪出言不逊，当即对他说："我这个儿子自得病后，光吃人参就花了上千两银子。你个江湖骗子休得口出狂言，你若能当真治好我儿子的病，我赏你白银千两！"

葛洪摇摇头没有理会，果真留下些自带的药末，撬开病人嘴灌了进去，服下药末没多久，病人的病情迅速好转起来。

葛洪对其父说道："人参千两银，差点送掉性命，你的儿子吃了我的药转危为安，把药的本钱给我吧！"

其父连忙点头称是，便赔礼道："老夫有眼不识泰山，还请先生说个数目。"

葛洪回答道："惹祸人参，价值千两，去病药末，自当倍之，不多不少就二千吧！"

其父一听，顿时面露难色。即便是他再富有，也拿不出这白银二千两。

葛洪见状大笑起来说："莫怕！我是要 2000 粒萝卜籽。"其父这才知道葛洪留下的药末是由萝卜籽研磨而成，方才葛洪不过是跟他开了个玩笑。

中医历史上第一位女针灸家

拿破仑说：我成功，因为志在成功，我未尝踌躇。

在古代女子受封建礼教的约束，地位低下，没有接受教育的机会。所以，在中国历史上有才气的女性很少，而女中医更是少之又少。不过，葛洪的妻子鲍姑却是一个特例。

鲍姑从小生长于仕宦兼道士家庭，医术精湛，尤长于灸法，以治赘瘤与赘疣擅名。她因地制宜，就地取材，以当地盛产的红脚艾进行灸治，取得显著疗效，是我国历史上第一位女针灸学家。

她与她老公——著名的医生葛洪，因为共同的理想而走到一起，比翼双飞伉俪情深。嫁给了葛洪后，鲍姑成为葛洪的得力助手，帮葛洪研究炼丹术、抄写著作，为附近的百姓治病。

话说有一天，鲍姑采药回来，走到一河边，就看见一姑娘坐在河边的石头上，一边临水自照一边痛哭流涕，似乎是要寻短见。医者仁心，她急忙走上去拦了下来。详细交谈，原来这姑娘是因为脸上长了一些黑褐色的赘瘤，有碍美观，周围的人都讨厌她，更没有男人愿意娶她为妻，所以羞愤地想要跳河自杀。

鲍姑安慰她不要担心，说自己能治好她脸上的赘瘤。说着就从随身的药囊中取出红脚艾搓成艾绒，将用火点燃产生的烟气在姑娘脸上熏灼。在几次熏灼之后，姑娘的脸先是感觉疼痛，在痛感消失之后又感觉瘙痒，接着那些赘瘤就从她的脸上脱落了，没有一点瘢痕，姑娘变成一个漂漂亮亮的美丽少女。

在女子无才便是德的时代，鲍姑能有这样的医术和仁心，当真难能可贵。后来，丈夫葛洪在罗浮山逝世后，鲍姑就来到广州越岗院，一面修道，一面为百姓治病。她继承了丈夫和父亲的医术，加上自己的钻研，医术更加精湛。往往药到病除，人们称她为鲍仙姑，在她去世后特地在越岗院为她建"鲍姑祠"来纪念她。

第四节

陶弘景辞官归隐，被封"山中宰相"

走自己的路，让别人说去吧！同学们，坚持自己的爱好、理想，让别人说去吧！你会从他们眼中的嘲笑者变为羡慕者！

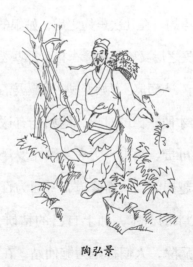

陶弘景

陶弘景是我国历史上道、儒、释等学说的集大成者，而且还精通医学，对中医本草学贡献很大。

陶弘景生活在南朝齐、梁时期，在当时，中医对众多药物还没有统一的分类标准，草石不分、虫兽无辨。就像是被杂乱堆放的货物，内容散乱，对中医大夫用药非常不便。陶弘景就在毫无经验借鉴的情况下，担起了这份重任，鉴于当时的本草著作主要是《神农本草经》及《名医别录》，于是陶弘景把两者合而为一，加上个人在这方面的心得体会，著成《本草经集注》，共收药物730种，成为我国本草学发展史上的一座里程碑。

据史书记载，陶弘景出身于南朝士族，家庭条件优越，自己又聪慧好学，所以17岁时就六经诸子史传无所不通，当朝皇帝对他非常赏识。朝中许多高官有事都向他请教，大家都看好他将来一定能当大官。

可是，陶弘景却自小对黄老学说感兴趣，每天想的是修道成仙，对入朝为官不感兴趣，逐渐就萌生了隐居修行之志。于是，他打算背着皇帝和家人不告而别，找一个谁也找不到的地方隐居。

但是，他的好朋友王晏劝他说："咱们这位皇帝做事非常严厉，是不允许臣子们做离奇的事情，你这样不辞而别，恐怕会犯了忤逆之罪，若是皇上怪罪下来，反而达不到你的目的。"

陶弘景想了想确实是这个道理，于是上书表达了自己的辞官归隐之意。

齐武帝看了陶弘景的解官辞呈，深为感动，于是不但下诏批准了陶弘景的要求，而且给予赏赐，对他的养生修道之事给予大力支持。于是，陶弘景来到了茅山，建馆隐居。自此，陶弘景开始了他长达40余年的隐居修行生活。陶弘景归隐之后，当时的东阳郡守，因为敬佩他的志向与节操，多次写信请他出来做官，他都婉言谢绝。

后来朝代更替，梁武帝即位。这梁武帝也知道陶弘景学识渊博，就亲手写信请陶弘景入朝做官。陶弘景就画了一副《二牛图》作为回应，其图上一牛散放水草之间，一牛着金络头，有人执绳以杖驱之。武帝看见图便知道，陶弘景的志向是想做不受人驱赶的山间野牛，于是就不再提入朝做官的事情。但是，凡是国家遇见了难事，梁武帝总是找他请教，两人常书信往来，数月不间断。所以，当时人都称他为"山中宰相"。

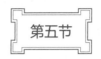

徐之才的逐月养胎法

大作家福楼拜写的世界名著《包法利夫人》中有句话：语言就是一架展延机，永远拉长感情。所以，多读书，享受语言的魅力。

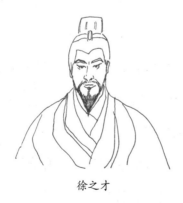

徐之才

南北朝时期的徐之才，出生于一个医学世家，因为从小耳濡目染，所以特别精通医药，13 岁就被召为太学生，相当于现代的"博士"。

徐之才不但医术出名，而且口才很好，善于在帝王面前讨好，所以虽侍奉过梁国魏帝、东魏孝静帝、北齐文宣帝、北齐武成帝等多个皇帝，但每位皇帝都十分宠爱他。

曾经，北齐武成帝长了一颗"智齿"，身边的御医都认为长智齿是一个很平常的事情，于是告诉皇帝说是自己多虑了，不要担心。结果这武成帝就非常恼火，觉得这些御医是敷衍自己，命人把如实相告的御医打了一顿。然后，武成帝叫来徐之才，问他智齿是怎么回事，徐之才看见这前车之鉴，知道如果实话实说必定也会遭到一番痛打，于是灵机一动赶紧上前拜贺说："恭喜皇上，皇上长的是智齿呀，长智齿的人都会聪明长寿！"结果武成帝龙颜大悦，立刻给了徐之才很多赏赐。

可能有些人觉得徐之才油嘴滑舌，是阿谀奉承之人。其实不然，徐之才所生活的年代动乱异常，不是这个造反就是那个叛变，朝代更替频繁，而他只是平民百姓，命运被权贵操纵，为了生存只能如此。在他身上，其实反映了中国古代知识分子的可悲。

徐之才在医学上贡献也不小，但直到现在还被人推崇的当属他创立的"逐月养胎法"。

古人有"多子多福"的传统，非常重视子嗣繁衍。在这样的社会背景下，徐之才在前人经验的基础上，撰写了《逐月养胎法》，提出在怀孕的各个阶段，要注重饮食调摄，注意劳逸适度，讲究居住衣着，重视调理心神陶冶性情，施行胎教等，这些有关孕妇调理、胎教的观点内容均与围生医学理念有相似之处，在当时历史条件下都是创造性的，其中一些观点直到现在也具备借鉴意义。

第六节

浪子回头金不换的"皇甫谧"

歌德说：流水在碰到底处时才会释放活力。青少年亦如此，任何时候开始努力学习都为时不晚。

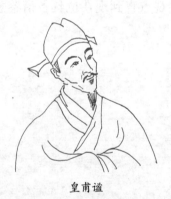

皇甫谧

莎士比亚说：那脑袋里的智慧，就像打火石里的火花一样，不去打它是不肯出来的。

皇甫谧是魏晋间医学家，字士安，小名叫"静"，是中医针灸的集大成者。他的著作《针灸甲乙经》是现存最早的针灸学专著，对针灸学的发展至今仍然产生着巨大的影响。

但是皇甫谧小时候调皮捣蛋，不爱学习，并不是大家眼中的好孩子。皇甫谧幼年时父母双亡，很小就过继给了叔父，由叔父叔母抚养成人。他在幼时十分贪玩，到了20岁仍不喜欢读书，甚至有人认为他天生不是读书的料，叔父叔母为他十分担心。

有一天，皇甫谧玩耍归来带了许多口味鲜美的野生瓜果孝敬叔母，叔母就教导他说："如果你不好好学习，没有半点本事，就算是用上好的酒肉来孝敬我，也是不孝的。今年你已经20岁了，不读书，不上进，我心里就得不到安慰。我只希望你有上好的才学，可你总是不能明白长辈的心意。提高修养，学习知识都是对你自己有益的事，难道还能对我们有什么好处吗？"

叔母还涕泣说道："唉，从前孟子的母亲3次搬迁居处而成就了孟子的大仁，曾子的父亲兑现对小孩杀猪的诺言来教育他，难道是我居家没有选择好邻居，对你的教育有所疏漏，为什么你竟这样愚钝不开窍呢！"

皇甫谧听了叔母的这番话，心中十分不安，觉得羞愧难当，幡然醒悟，认识到自己已经虚度了 20 年的光阴，如果再不努力学习，真的就是一事无成了。于是开始努力学习，即使是在家中种地时，他也不忘背着书，抽空阅读。

40 多岁的时候，他患了风痹病，十分痛苦，在学习上却仍是不敢怠慢。有人不解他为何对学习如此沉迷，他说："朝闻道，夕死可也。"就是说如果早上明白了一个道理，就算晚上便死去，也是值得的。皇帝敬他品格高尚、学识丰富，便请他做官，他不但回绝了，竟然还向皇上借了一车的书来读，也算得上是一桩奇事了！

自此之后，他对百家之说尽数阅览，学识渊博而沉静少欲，并著有《孔乐》《圣真》等书，在医学方面也取得了很高的成就。

皇甫谧 40 岁接触中医，却成名家

有很多学习成绩不是特别理想的同学，会抱着一种负面心理：我的成绩不好，基础太差，现在再补，也已经晚了。其实不然，根本的原因还在信心不足。驾驭命运的舵是奋斗。不抱有一丝幻想，不放弃一点机会，不停止一日努力。只要这样做，就一定能够成功。

皇甫谧生活的年代，是儒学衰落，玄学兴起之时。很多有文化、有知识的人大都不愿入朝为官，追寻的都是逍遥快活的神仙生活，往往从药石、山水、音乐、宗教中寻找精神慰藉。

为了追求长生不老，社会上兴起了服用所谓能延年益寿的丹药的风气，皇甫谧也卷入了服食之风。

但是，这些丹药多是用水银、硫黄、丹砂、明矾等有毒的矿物炼制而成，吃到体内有损健康。很不幸，皇甫谧因为服食丹药患上了半身不遂，痛苦不堪。用他自己的话形容就是"裸袒食冰，昼夜不得寐，对食垂涕"，难受得想要自杀。

疾病的折磨，求生的欲望，迫使他产生了立志从医的念头，可他此时已40多岁了。古人的寿命本来就不长，在这个年纪学习一门新的学科，对外人看来有点匪夷所思。但正如他自己所说的，即便是早上明白了道理，晚上就死去也没有什么遗憾的。

皇甫谧因此拿起了医书，研究了大量的医学书籍，掌握了医学理论，并最终将自己的病治好了，还进一步将医学发扬光大，撰写《针灸甲乙经》，为针灸医学做出了震古烁今的贡献。

皇甫谧年过半百学习医学还能取得如此大的成就，看来我们只要愿意学习，不管到什么时候都不算晚。

第八节

终不著书立说的许胤宗

谨慎是勇敢的一部分。譬如考试前适度的紧张，答题时的认真，答完题后的检查，都会让你取得优异的成绩。

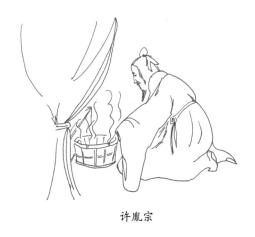

许胤宗

许胤宗精通脉诊，用药灵活变通，不拘一法。而且他常用一味药直攻病邪要害，就像能单枪匹马于敌军中只取上将首级，非常的神奇，所以世人称赞他"医术如神"。

许胤宗早年在南朝陈国为医官，柳太后得了卒中，面部神经麻痹，嘴失去了开合功能，不能进食，也不能吃药，这可难坏了为其治病的御医。古代人还没有输液技术，不能直接把药物注射到体内，所以病人一旦不吃药，即便是药物对症也无可奈何。

这时大家想到了许胤宗，请他来想想办法，许胤宗给柳太后看过之后，说这有什么难的，于是大笔一挥开了十几剂治疗卒中的黄芪防风汤。

其他御医看了药方说："许胤宗，你是不是当我们傻啊！难道我们开不出来这黄芪防风汤，问题是太后不能喝药！"

许胤宗笑答说："虽然太后现在不能用嘴喝，但是我可以用其他办法让太后服药。"

他叫人把滚烫的汤药放在太后的床下，汤气蒸腾起来，药气在熏蒸时便慢慢进入了太后的肌肤，并从肌肤进入身体，药效逐渐发挥，达到了调理气血的作用，柳太后的气血得到调理，在被汤药熏蒸了数小时后，病情终于有了好转，其他御医们都惊叹于许胤宗竟然能想到如此绝妙的办法。

熏蒸施药法应该是我们现代雾化吸入疗法的前身，今天先进的气雾剂乃至超声雾化器都不是什么稀罕之物，不过对于1000多年以前的医家来说，能够想到这样的方法治病，真是令人拍案叫绝。

除此之外，许胤宗还擅长治疗骨蒸，也就是我们今天说的肺结核。这个病就是在现代医学水平下，也很难治愈，但许胤宗却是"每疗无不愈"。治一个好一个，令同行望尘莫及。于是有人建议许胤宗，您医术如此高，应该著书立说，把自己看病的经验流传给后人啊！

许胤宗回答说："医者意也，在人思虑，又脉候幽微，苦其难别，意之所解，口莫能宣。"

其意思是，医术的道理是很深奥的，就拿脉象来讲，脉象的变化很微妙，但就在微妙的变化中也还含有不同的脉理，区别起来十分困难，就算医者心中能够体会、感受得到，但用语言恐怕还是说不清楚。

　　许胤宗活了 90 岁，但一生之中终究没有留下什么书籍，因为他认为医者行医过程是十分复杂的，如果胡乱写一些经验，后人分辨不清，反而会产生不良效果。这是他务实严谨精神的体现，值得我们学习。现在，很多名不见经传的小医生，把精力放在写书发文章上边，和许老一比是不是相形见绌呢！

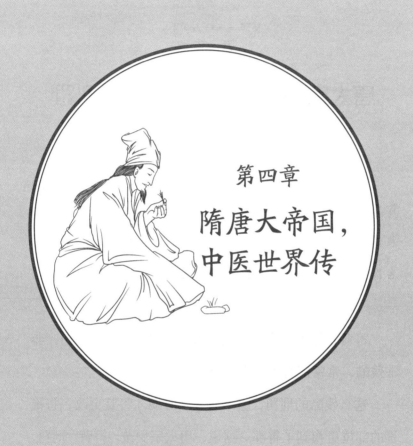

第四章

隋唐大帝国，
中医世界传

第一节

唐太宗因甄权更改"笞背"刑罚

我们为什么要学习？在合适的时候做合适的事情！青少年就像娇嫩的树苗，在这个时间就要不断用知识来浇灌，从而长成参天大树。就像下面这个故事里，名医甄权在一个合适的时机向唐太宗进言一般。

笞背，是古代用竹板或荆条拷打犯人脊背的刑罚，非常残酷，常常能打断犯人的脊柱。

这么残酷的刑罚，直到唐太宗时期才将其更改，将鞭笞的部位更换到了臀部。据说，唐太宗更改"笞背"刑罚，还是出于名医甄权的缘故。

甄权是隋唐年间著名针灸医家，他之所以从医是因为母亲常年体弱多病，为了尽孝才潜心学医，并著作了《明堂人形图》，送呈唐太宗御览。

太宗认真阅览后发现，人体的背部，尤其是脊椎部位分布着许多的穴位，联系着五脏六腑。唐太宗联想到了用竹板或荆条拷打犯人脊背的时候，犯人一定非常痛苦，如果打人脊背致伤致残甚至致死，岂非轻罪重罚，怎么谈得上盛世的赏罚严明？

于是在一次朝会上太宗说："我最近看了由甄权编撰的《明堂人形图》，发现人体脊背密密麻麻皆是穴位，这些穴位且都连着五脏，我们惩戒轻罪的笞刑，打人脊背，身健体壮者可能无妨，那些体弱多病的怕有致命之虞呢！"

太宗指着《明堂人形图》又说："人体之中，只有屁股穴位最少，朕的意思是，卿等代朕拟一道诏书，自今日起，笞刑只准打受刑人的屁股，不准打背脊，卿等以为如何？"

众大臣躬身下拜齐道："陛下英明仁恕，亘古未闻，恩泽布于天下，苍生之福也！"

就这样，唐太宗因为甄权的《明堂人形图》，更改了使用几百年的"笞背"这个不人道的刑罚。而且他还让大理寺绘制《针灸穴位图》发放到各处衙门，让人们都了解人体脏腑经络穴位，让行刑者在执行的时候怀宽厚仁慈之心，清楚犯人的痛苦。

甄权以精通针灸而名著隋唐年间，唐太宗一生患有多种疾病，因此对医学也非常关心，非常器重名医甄权。为了表彰甄权对医学发展的贡献和祝贺他的长寿，还特别授予甄权朝散大夫，并赐寿杖衣服。对比一下几百年前被曹操所杀的华佗，甄权的待遇真是和华佗天壤之别，授官衔、赐寿杖，这在整个中医发展史上，也是一名中医大夫的莫大荣誉。

孙思邈少小立志行医济世

多数人都拥有自己不了解的能力和机会，都有可能做到未曾梦想的事情。尤其是记忆力强、身体健康的青少年！

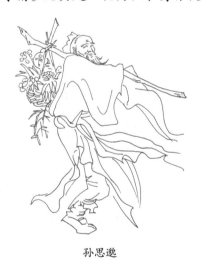

孙思邈

1400多年前，孙思邈出生在现在陕西省耀州区的孙家塬。孙思邈家庭贫苦，父亲去世早，与母亲相依为命，母亲替人洗洗补补，靠挣点血汗钱养家糊口。

孙思邈虽然年幼，但他却懂得目前的辛苦，所以不管日子多么艰苦，他都没有放弃求学的念头，发奋读书，想着将来考取功名，也让母亲能享享清福。

"甘罗十二为丞相，刘秀十三走南阳。"他以古人为榜样，日夜苦读，强识博览。功夫不负有心人，没几年他便学富五车，通晓经书了。只是他的身体在苦读中因劳累过度而体质虚弱，面黄肌瘦。

这一年瘟疫流行，很多人因为看不起病死去。孙思邈也染上了瘟疫，高热不退，卧床不起。母亲日夜守在他的床前，哭肿了双眼。孙思邈的母亲因为无钱给孩子看病，内心痛苦不已，竟然生起了轻生的念头，在房梁上打了个死结活套，准备悬梁自尽。就在这时，屋子里闯进一位鹤发童颜的云游郎中来，把一包草药递给孙思邈的母亲说："就剩下这最后一包救命药了，快拿去熬熬给孩子灌下，病尚有救！"

郎中走后，母亲架火熬药，孙思邈把一碗药汤喝了一半，邻居家大婶进来求救，说自己的女儿快没命了，这时有些知觉的孙思邈将剩下一半的药汤让给了邻居，汤药服下后，两人果真痊愈了。

一碗汤药救了2个孩子的命，这事给幼小的孙思邈留下了深刻的印象。他想如果天下多有一些郎中，多一些治病草药，那么老百姓就不会因为疾病而失去性命了。于是，他放弃了原来从政为官的念头，暗暗立下"要给天下受苦人赐药治病"的志愿。从此，他开始把自己学习的方向转到了研究医书上去，最终成为"一代药王"，救人无数。

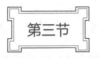

孙思邈与"屠苏酒"

近年来，在青少年当中兴起了学国学的热潮。这是中华民族的一种文化传承！又比如现在国家所倡导的中医进校园一样，同样是一种文化的传承。曾有学者说："在四大文明古国中，唯有中国的文明未发生断裂！"什么原因呢？就是一种文化的传承、精神的传承！比如下面故事里药王孙思邈与"屠苏酒"！

宋代诗人王安石有首描写过年的诗句叫："爆竹声中一岁除，春风送暖入屠苏。千门万户瞳瞳日，总把新桃换旧符。"诗中的"屠苏"是指屠苏酒，饮屠苏酒也是古代过年时的一种风俗，每逢农历正月初一清晨，全家围坐在一起共饮"屠苏药酒"。

那么，为什么这种酒叫"屠苏"呢，这和唐代大医学家孙思邈有着千丝万缕的联系。

据说，有一年江南一带闹起了大瘟疫，常州城内大人小孩哀号一片。大家人心惶惶，纷纷跑到道观、寺庙里请道士或法师来家中画符捉鬼驱病。一时间常州城里城外的道士、法师成了最热门的职业。

这时，一些地痞无赖就动起了歪脑筋，穿上长袍，戴上高冠，四处招摇撞骗去了。他们用香灰作"仙药"骗人，很多人服了这种"药"，非但不能治病，反而加速了死亡，常州城顷刻沉浸在恐怖和绝望的气氛之中。

恰巧，药王孙思邈云游采药来到了常州一带，住在了城外的一所屠苏庵中。他听说城中有瘟疫流行，不敢怠慢，顾不得歇一歇因长途跋涉而劳累的身子，便背着药箱，携着针包，疾行入城悬壶济世。

经他诊断，这是一种经空气传播的传染病，而且气温骤降的时候就会复发。于是，他心想要创造一种能预防这类疾病的药物。他回到城外栖身的古庵中翻阅医书，潜心思索，经过几天几夜细心揣摩、研究，终于拟出一个药酒的配方。常州城里的人们服了孙思邈的药酒后，身体日渐强壮，没有一个再发病的！人们把孙思邈敬之若神，亲切地称他"药王爷"。

孙思邈还将药酒的配方公布于众，告诫大家每到除夕的时候饮用，就可以在来年预防这种瘟疫的发生。

因为这药酒是孙思邈在屠苏庵内所酿，所以大家便称之为"屠苏酒"，后来常州一带便形成了除夕之际饮用屠苏酒的习俗。

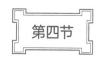

"门神"尉迟敬德为"药王"孙思邈站岗

北宋时期的哲学家、思想家、教育家李觏说："过而不能知，是不智也；知而不能改，是不勇也！"人犯了错误自己都会知道，但往往因为怕丢面子，丧失威信，而缺乏改正错误的勇气。更有甚者，一意孤行，将错就错，这是一种怯懦的表现。实际上，勇于改正错误不仅不会被嘲笑，而且会赢得别人的尊敬。

人都会犯错误，一想起小时候妈妈经常说的"知错能改就是好孩子"那句话，心里就暖暖的。

在一些地方的"药王庙"里，会有一些人物的塑像站在药王旁边为他站岗，此人就是中国两位传统门神的"右门神"尉迟敬德。

话说，孙思邈之前行医时虽然有名，但并没有"药王"这个称号。他在一次机缘巧合下入宫，用针灸治好了长孙皇后的难产病后，唐太宗非常高兴，才封他为"药中之王"，并赐予他冲天翅的王冠和赭黄色的药王袍。

孙思邈被唐太宗封为"药王"之后，穿戴着王袍王冠，辞别了唐太宗和文武百官，出了京城，扬鞭走马向东而去。但是，这朝堂上的开国元勋尉迟敬德就非常不开心，心想自己为唐朝打天下，屡立战功，也没有封王，孙思邈进京数天，凭治好了皇后的病就得到了封敕，心中大为不满。

他心中有气不敢向皇上抱怨，就迁怒于孙思邈，披甲上马，带领了几骑铁甲兵，决定夺回孙思邈的王袍、王冠。孙思邈知道尉迟敬德不满自己受到皇上宠爱，笃定性情直爽的尉迟敬德一定会追来闹事，心想我本来不慕名位，现在要去采药治病，何不将王袍、王冠脱下，一来避免与敬德发生矛盾，二来到群众中去看病也会更方便。这时，他已来到灞桥桥头，便下马到柳荫之下休息，卸去了王冠，脱去了王袍，仍旧穿戴着他平常穿戴的粗布衣帽。

尉迟敬德领兵追到灞桥时，见孙思邈一身山野村衣的穿着在树荫下恭候自己，顿时明白其意，羞愧改口说："我专程赶来，想讨些灵丹妙药。"

孙思邈知道他是用这话遮掩，便将计就计答应了他的要求，随后从药囊里取出了十八丸"八卦如意丹"交给尉迟敬德，并叮咛道："这是十八丸灵丹，能够强筋壮骨，预防疾病，人畜皆可服用。你今回去要妥善保管，以便等到适当时机服用。"

后来在多年的南征北战中，尉迟敬德靠着孙思邈给的丹药果然身强体健，从未患过疾病，又为大唐建立了不少战功，受到了唐太宗的褒奖。从此以后，尉迟敬德对孙思邈更加敬佩，深感他被封为"药王"当之无愧，后悔自己当初不该对他妒忌不服。孙思邈后来在故里华原五台山太玄洞去世以后，尉迟敬德为了报答他以前赠药之恩，还前去为他站岗。此事流传民间，至今成为美谈。

第五节

巢元方殚精竭虑编著《诸病源候论》

想必很多同学会感慨：学习好累啊！但是你知道吗？其实每条路都很难走，但是一旦选择了，就一定要走下去。因为，成功和困难是成正比的。要想获得更大的成功，就意味着你要面对更大的困难。

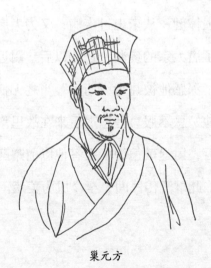

巢元方

巢元方是隋朝时期有名的医学家，虽然他曾任过一段太医博士，但是史书上关于他生平的记载非常少。但这并不阻碍他成为中医发展历史进程中耀眼的明星。

巢元方医术非常好，据说在任职太医博士期间，遇见宫廷大总管患上了风逆症，就是咱们现在常说的眩晕症。这个病病因复杂，很多情况都可以引发眩晕的症状，大夫时常不知从何入手，这个宫廷内的大总管被疾病折磨得死去活来。

而且当时皇帝隋炀帝举全国之力开凿了京杭大运河，时不时地南巡游玩，这一路上的衣食住行全靠大总管安排。大总管的作用在隋炀帝的心中非常重要，所以，隋炀帝亲自请巢元方出面给大总管诊治，并告诫一定要给治好。

伴君如伴虎，皇帝亲自吩咐，巢元方哪敢怠慢，立即去给大总管切脉诊病。切完脉，对他说："大总管啊，您贵体染恙，患的是风逆病，这是因为风邪从您的皮肤表面进入到贵体内部造成的危害，现在病邪已经到了胸臆之间，所以就引起头晕，您是不是一站起来就感觉到您自己或者是周围的东西在旋转呢？"

总管回答说："正是这样，叫我难受死了，您尽快替我治好啊。"

"您别着急，这种病好治，您先叫人弄一些嫩羊肉煮熟，我这就去加工一些祛风邪的药末，您掺进羊肉里吃了，就能够痊愈。"巢元方说罢，就去加工药末了。

吃了几顿嫩羊肉拌药末之后，他的风逆病果然痊愈了。过了几天，巢元方又对大总管说："大总管，您以后蒸羊羔肉吃的时候，加入一些杏仁、五味子同蒸，每天吃它几枚，保证能根治您的疾病。"大总管照办了，果然从那以后再也没有犯风逆病了。

别人都束手无策的病，巢元方洞悉病机让大总管吃着羊肉就治好了风逆病，让隋炀帝大为赞赏。也正因如此，巢元方在太医院的位置更加权威。随后，他花了十几年的时间，殚精竭虑组织太医院医官编著了《诸病源候论》。这部巨著的完成，是继《黄帝内经》《难经》之后的一个新创举，是中医学的第一部病因病理学专著，也是世界医学史上最早的一部病因病理学著作，他也因《诸病源候论》而永垂史册。

因孝成医的名医王焘

同学们，在闲暇之时不妨多到图书馆去走走看看。在世界历史上，有很多人之所以成就卓著、名留青史，都与他们的图书馆经历分不开。例如，毛泽东曾在北京大学图书馆当助理员，并同李大钊组织"马克思主义研究会"。华罗庚兼过清华大学数学系图书馆中的管理员。美国作家和物理学家富兰克林，是美国图书馆事业的先驱者。青年时期，为了博览群书，他将几个爱好读书的青年朋友召集起来组成"共读社"。3年后，富兰克林又创办了一个规模更大的费城公共图书馆。

历朝历代的中医名家，有些人因济世仁心而从医，有些人因为给自己治病而从医，而唐代的名医王焘却是因为

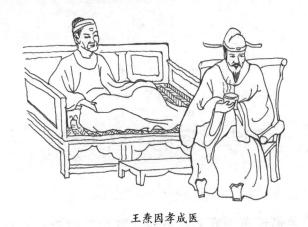

王焘因孝成医

一颗孝心，而进入了医学之门。

王焘，唐代陕西省郿县人，生于公元 670 年，卒于公元 755 年。古代人重于孝道，而王焘就是一位十分孝顺的儿子，他小的时候母亲身体不好，时常生病，王焘经常不解衣带地照顾母亲。为了让母亲康复，减轻痛苦，他还自学医术，阅读大量的医书，期望开出能治好母亲的灵丹妙药。就这样，在日积月累地翻看中，王焘竟然渐渐地对医学产生了兴趣。

为了能有机会阅读更多的医学书籍，王焘选择去弘文馆任职，相当于现在的图书馆馆长。在这里的 20 年间，他如饥似渴地系统阅读了上古以来的医学书籍。每一本书他还认真做了详尽的摘录，夜以继日，年复一年，积累了大量的医学资料。

当时社会环境下，宗教迷信思想非常流行，害了病的人不去找医生，而是将此当成宿命论，认为是上天的惩罚。于是王焘就总结我国医学成就，编医书，救民众，尽半生心血终于编成了《外台秘要》。

《外台秘要》全书共引用了各家著述2800余条，收载医方6000余例。书中对方剂的收载，不仅广引博采，而且精挑细选，许多治疗方法和方剂，都十分切实可用。

历代医家更是将《外台秘要》称作"世宝"，认为"不观《外台》方，不读《千金》论，则医所见不广，用药不神"，足见该书在医学界地位之高。王焘以一生的精力，为保存古医籍原貌和总结唐以前的医学成就做出了突出的贡献，留下了千古的美名。

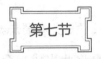

中国医学史上官爵最高的名医

机会总是偏爱有准备的人！成绩优异的同学为什么每次都能考得非常好？就是因为平时学习比较扎实，准备得充分。所以，同学们，请把工夫下在平时！

古代的医生，虽然济世救人，但地位却非常低下，也不能入仕为官。但历史上就有这么一位名医，凭借自己精湛的医术，获得了皇帝的赏赐，被封了官爵，这个人便叫"张宝藏"。

话说贞观年间，唐太宗李世民患了肠胃病，腹泻不止，还经常放屁，有损皇家颜面。宫中的御医轮番上阵，却都不见明显的效果。唐太宗下诏征天下医方，有谁献出的方子能将病治好，必定会有重赏。

张宝藏当时在金吾卫当长史，经常在太宗身边执勤。他听到皇上的病状后联想到自己也得过类似的病，服用了一种叫乳煎荜茇的汤药很是见效，就把这个方子献了出来。

张宝藏所献方子非常简单，只有两味药：牛奶半斤、荜茇9g，同煎后空腹顿服。

荜茇又名荜拨，为胡椒科植物荜茇的未成熟果穗，有一股特异的香味，为温中散寒良药。牛乳，性微寒，有补虚损、益肺胃、生津润肠之功效。用牛乳和荜拨一寒一热可使阴阳得到调和，唐太宗服用了乳煎荜拨汤药之后，果然病愈，心情愉悦之下，下令给张宝藏官升五品。

这时，朝中耿直的魏征就不同意了，他觉得凭给皇上治好了病就给张宝藏升官不符合制度，就把这件事压了下来，没有执行。

结果大约过了1个多月，唐太宗的肠胃病又犯了，这回还得找到张宝藏，还是同样的方子，服用后效果立竿见影。这时他也了解到曾经许给张宝藏的官职并未兑现，心想莫不是上天在惩罚自己言而无信？便找来魏征一问究竟。

　　魏征一时间找不到好的理由推脱，就敷衍说："臣等当时接到皇上的圣旨本该立即落实执行，可是不知道圣上的意思是让他作文官还是作武官，这事儿就拖了下来。"

　　唐太宗一听这话就生气了，这不明摆着有意拖延嘛！太宗一气之下开始训人，他说有人治好了宰相的病就当了三品官员，朕可是当今的天子，朕的命难道还不如你们这些宰相重要。于是，唐太宗一怒之下，竟直接封张宝藏去当三品文官鸿胪卿。张宝藏也因此成为我国医学史上官职最高的医生，而他一剂单方"牛乳煎荜茇"治愈唐太宗的"气痢"，也被传为佳话。

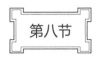

鉴真东渡日本传播中医

如果你希望成功，当以恒心为良友，以经验为参谋，以当心为兄弟，以希望为哨兵。

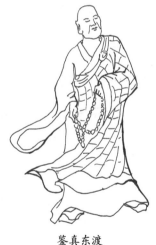

鉴真东渡

在日本，很多药品的销售盒上都印制着一个和尚的头像，这个头像不是别人，而是唐朝的名医鉴真和尚。

日本人怎么会将中国古代的名人印刷在药品包装上呢，这是因为鉴真和尚在日本医药界享有崇高的地位和威望，人称他为汉方医药始祖，日本之神农。

鉴真是盛唐文化中培育出来的人物。他生于唐垂拱四年（公元688年）他14岁在扬州大云寺出家，潜心研究佛教经典。期间，他对医学产生了浓厚的兴趣，还和孙思邈产生了极深的友谊。

唐朝的寺院兼有现在福利院、医疗慈善机构的功能，社会上无钱看病的老百姓走投无路的时候都会去寺院里求助。鉴真就是在为贫苦民众送诊施药的过程中，积累了丰富的临床经验，为成为医学大师奠定了基础。

唐玄宗开元年间，日本来中国留学僧人闻说鉴真的道行和学问，就邀请他东渡日本传授一切擅长。身边的弟子都劝他，日本是小国，去了没有前途，而且遥隔茫茫大海，很可能到不了日本就死在海上了。但是，鉴真一心想传播佛法，不为所动，决定东渡。但是，接下来很长时间内，因为艰难险阻，6次东渡都以失败而告终。等到第7次他东渡成功，已经是双目失明的60多岁的老人了。

鉴真抵日后，除讲律授戒，传授其技能外，还积极推广中医药。当时日本医学非常落后，对药物缺乏系统认识。鉴真尽管双目失明，但他利用鼻子的嗅觉、舌头的味觉、手指的触觉，将有关药物的知识传授给日本人，矫正了过去不少错误。同时对于药物的收藏、炮制、使用、配伍等知识，也毫无保留地传授给日本人。现今日本奈良东大寺正仓院，收藏有 60 种药物，据日本学者考证，这些药物有的是当年鉴真带到日本的。

从历史角度看，鉴真对日本中医药文化来说，可谓是开山鼻祖式的，日本医史学家富士川游在《日本医学史》中就评价他说："日本古代名医虽多，得祀像者，仅鉴真与田代三喜二人而已。"

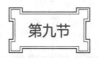

第九节

初唐名医张文仲

烈火试真金，逆境试强者。人的一生中会有很多关键时刻，但是对于学生们来讲，最多的关键时刻就是考试的时候。在平时的学习中多做习题，积累经验，以便自己在考试时成为斩断荆棘的利剑。那时我们就能苦尽甘来，品尝到胜利带来的喜悦。

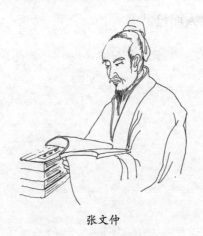

张文仲

张文仲是初唐时期的著名医生，他年纪轻轻就以高明医术而闻名于世，后来又曾任侍御医、尚药奉御之职，成为唐高宗、武则天时期宫廷内著名的御医。

张文仲刚当御医的时候，大家还未发现他的才华。直到公元678年，唐高宗突然患了重病，"头眩不能视"，情况十分危急。张文仲奉命应诊，很快查出病因，建议立即针刺头部，使之出血，就可医好。

但在皇帝头上扎针并非小事，张文仲又是初出茅庐，并不受信任。权倾朝野的武则天还以为张文仲故意戏弄高宗，要处死张文仲。幸亏唐高宗仁厚，劝说："侍医议疾，何罪之有？更何况我病得很厉害，还是让他医治吧！"

随后，张文仲实施了针刺治疗，高宗的症状果然消失。武则天非常高兴，连连致谢，从此也对他非常倚重。

还有一件事也能从侧面反映张文仲的医术高超。一次，武则天在洛阳宫中召集大臣议事，当朝宰相苏良嗣因拜跪突然栽倒在地，不省人事。张文仲认为苏的病是由于长期聚积忧愤、邪气冲激引起的，病情十分危重，如果疼痛达到心脏就无可救药了。果真不一会儿，苏良嗣心开始绞痛起来，药也无法吞服。到了傍晚，就不治而亡了。

虽然，张文仲没有救活苏良嗣，但朝廷上下对他能准确分析疾病发展进程而赞不绝口。

除了通医理，张文仲对养生方面也颇有研究。武则天作为中国历史上最长寿的皇帝之一，享年81岁，据说直到晚年她仍耳聪目明，齿发不衰，拥有着靓丽的容颜。这一点，贴身御医张文仲功不可没。

第十节

诗人医生刘禹锡

同学们，你们有梦想吗？从现在开始，树立自己的梦想，因为梦想可以鼓舞我们的勇气，让我们成功成材！"不为良相，则为良医"历来是古代很多读书人的梦想。所以，历史上许多大文学家不但文章写得好，看病也很厉害，唐朝诗人刘禹锡就是这样一位厉害人物。

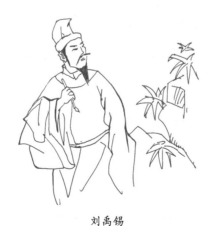

刘禹锡

刘禹锡，字梦得，唐代著名文学家、政治家及医学家，在他的诗文中，有不少与医药学相关的篇章。在全唐诗中，还收录了刘禹锡的一首《赠眼医婆罗门僧》诗：三秋伤望眼，终日哭途穷。两目今先暗，中年似老翁。看朱渐成碧，羞日不禁风。师有金篦术，如何为发蒙？

刘禹锡用此诗赠来自印度的眼科医僧，也可见当时他还曾与外国医学有过交流学习。

刘禹锡生于唐大历七年（772年），卒于会昌二年（842年），祖籍彭城（今江苏徐州）。他年幼的时候身体不好，体质差，爱生病，别人都叫他"药罐子"，形容他经常服药。

但也正是这样一个原因，刘禹锡早早地与中医结下了缘分。30年持之以恒地研究中医药，遂成良医。

刘禹锡治病用药，讲求实效，不固守古法，提出"弭病于将然之先，而以攻治为后"的预防思想，治病善用单方、验方，并重视收集整理民间医药经验。例如用芦荟治疗湿癣，是他从楚州卖药摊上学到的。

就这样凭着对医学的执着和热爱，他将生平收集的民间经验效方编撰成书《传信方》，里边的方药具有简、便、廉之特色，颇受广大人民的喜爱。在当时不仅在国内受到普遍重视，而且在国外广泛流传，如日本的《医心方》、朝鲜的《东医宝鉴》，都收录了《传信方》中许多行之有效的方剂。

刘禹锡在当时朝廷昏庸无道的社会背景下，进庙堂能为苍生谋福利，隐江湖能为百姓疗疾苦，其精神实属可贵。

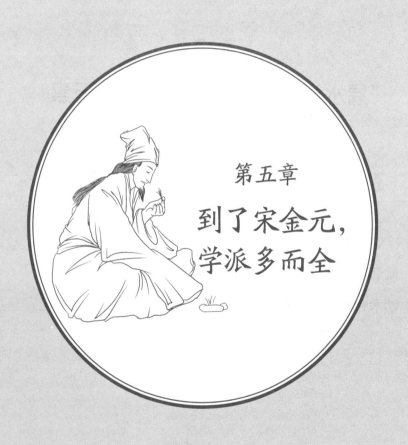

第五章

到了宋金元，
学派多而全

第一节

"易水学派"的创始人——张元素

人不应该像走兽那样活着，应该追求知识和美德。

张元素是宋金时期的名医，他出生在今天河北易县，毗邻易水而居，因此后世又尊称他为"易水老人"，他的学术和思想则称为"易水学派"。

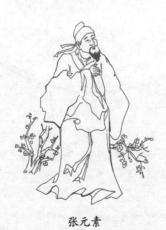

张元素

张元素自幼聪明，而且很喜欢看书，他 8 岁的时候就考上了"童子举"。童子举是古代科举考试中特为少年应试者所设的考试科目，相当于现代的青少年奥数比赛，能够从中脱颖而出，说明非常厉害。家里人和十里八村的乡亲们，都非常看好张元素的前程，认为他一定能当大官。

但是在 27 岁那年，一个猝不及防的打击改变了他的人生。那一年他信心满满地参加进士考试，面对考题他思若泉涌，下笔如神，自以为一定能够榜上有名，但结果出来后却落榜了，原因是答卷中犯了"庙讳"。在封建王朝，如果对帝王直呼其名，就是犯大不敬。张元素大意之下竟然犯了这样的错误，所以名落孙山，政治生涯也算是到了尽头。

面对这样的结果，万般委屈的张元素对封建王朝的统治体制心生不满，于是弃仕从医，开始济世行医。虽然是半道起家，但是他聪明肯学，又有天分，长久以后，便成了一方名医。

有一次外出采药，张元素看见山下村子里停了一口棺材，旁边亲属在哭，张元素上前询问，得知是一个女子因难产而死。不过张元素注意到棺材底部竟然有血流出，便推断患者尚未气绝，赶紧让家属开棺治病。开棺一看，果然一个女子肚子隆起躺在棺材里，张元素迅速下针，没过多久，听见孩子的啼哭声，妇人也慢慢睁开眼睛。周围人顿时以为张元素是神医下凡，纷纷跪拜叩谢。

张元素不但医术高超，心地也非常善良。一次张元素路遇一位面黄肌瘦的男子，出于医者态度，他主动上前询问。后了解到，此人患有严重的胃病，一直以来也找了不少医生去看病，吃了不少方子，本来家境还算殷实，但是长久下来，病也没看好，钱也没了。没有办法之下只能慢慢等死，张元素听了之后非常同情。他细细给这个男子诊治之后让他去自家药店取药，并不取分文，男子吃了几剂药竟然病情好转。

金元以前，中医囿于世俗，因循守常，大部分医生都把工夫放在引经据典上，而不主动创新。而张元素则以研究脏腑病机为中心，成为一派医家之开山，以一人之力推动了中医的进一步发展，实属不易。他培养的弟子李东垣、王好古等均为中国医学史上青史留名的人物，其学术思想对后世影响很大。

张元素感叹"人命大于天"

药王孙思邈说："凡大医治病，必当安神定志，无欲无求，先发大慈恻隐之心，誓愿普救含灵之苦。"医者，面对的不仅是患者，更是一个鲜活的生命。将来，咱们同学当中有很多人将从事与生命直接相关的行业，比如医生、护士、警察等。请看下面故事里张元素一句"人命大于天"的感叹，道出了千百年医生这份职业的精神坚守。

一次，张元素接诊了一位叫刘景升的危重病人。张元素望闻问切后，看见病人面色蜡黄，形容枯槁，已经是病入膏肓。便叹息地告诉他人："你的病已经到了最后关头，身体大热，是津液耗损严重的表现，估计活不了多长时间了。"

那人听完之后很绝望，他闷闷不乐地离开，准备回家给自己准备后事。

但是转眼之间 3 年过去了，张元素在去别的地方出诊时居然又在街上碰到了刘景升，他顿时惊讶万分，因为刘景升此时是红光满面，不仅没有病态，而且还身强体健，说话的时候中气十足。张元素便问他是不是遇到了仙人，求到了仙药。

这时刘景升也想起了 3 年前曾向张元素求医问诊，就告诉他自己知道活不了多久了，便在家绝望等死，但是不久路遇一个道士，告诉他一个偏方，让他每天服用。刘景升坚持数月，不曾想精神越来越好，也能吃下饭了。

谦逊的张元素听完之后，立刻自愧不如，感叹自己的麻痹大意差点害死一条人命，于是对自己的徒弟说："人命大于天，行医治病，但凡病人有一点生机，我们就不能放弃，山外有山，我们要多去向别人学习。"

第三节

李东垣因母立誓学医，终成一代名家

人要有足够的压力，才能超越巅峰。同学们，如果学习累了，不妨想想弹簧，压力越大，才能弹得越高！

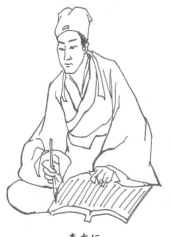

李东垣

李杲，字明之，晚年自号东垣老人，所以大家也喜欢叫他李东垣。李东垣的师父是名医张元素，但张元素的这个徒弟可不简单，可谓是青出于蓝而胜于蓝，后世成就比张元素还大，位列"金元四大家"之一，是中医"脾胃学说"的创始人。

我们现代人特别注重脾胃健康，这个观念就是从李东垣那时确立的，他认为五行当中，脾胃属于土，土生万物，所以脾胃是健康的根本。

古代人的思想是"万般皆下品，唯有读书高"，很多人读书就是为了步入仕途，选择从医是因为家庭贫困，无奈之举。但李东垣不是这样，他出生在一个富贵家庭，是典型的富二代。他之所以选择医学这条道路，主要是因为弥补自己对母亲的愧疚。

李东垣年少时家庭美满，父慈母爱，但这美好的时光并没有维持多久，在他十几岁的时候一场疾病侵袭了他的母亲。

古代的医学尚不发达，请了很多大夫依然不知道李东垣母亲害的什么病，李东垣为了照顾母亲的病"色不满容，夜不解衣"。在无数个寒夜中，李东垣疲惫地坐在母亲的床头，看着病痛中脸色苍白的母亲，无声地哽咽。作为孩子，看着母亲受罪，自己却无能为力，李东垣内心十分愧疚。可是，病魔从不因为贫贱还是富贵而偏袒谁，不久李东垣的母亲去世了。

在出殡的时候，人们发现李东垣的脸色很凝重，如同暴雨来临前的天空，没有人能理解李东垣失去母亲的痛苦。面对亲生母亲的痛苦，当儿子的只能束手旁观，无法分担或解除痛苦，真是百无一用是书生啊！

痛定思痛之后，李东垣做了一个人生中最重要的决定，从医！他听说易州的张元素的名声很大，便前去拜师学医。由于他有很深的文学功底，学得很快，几年以后，他就深得医学精髓。也正是得益于这样一个决定，中医历代名医中，李东垣占得了一席之地。

第四节

李东垣自重自爱，出淤泥而不染

有句流行语叫"我的青春我做主"，对于青少年来讲，青春应该是什么样的呢？当然是自尊、自强、自立、自信、自爱……

李东垣家庭富裕，据史料记载，在金大定初年（世宗），核查真定、河间地区户籍时，李家的财富，居这两个地区的首位，可谓是富甲一方。

安逸舒适的生活往往容易消磨人的意志，甚至会使人走向堕落深渊，但李东垣并不是这样。他自小就和别的富家子弟不一样，为人忠诚守信，并且待人非常有礼貌，他对交友也很谨慎，在同人们的往来接触之中，他从不开玩笑捉弄别人，而且对弱小者还表现出仁爱同情之心。

这让他在同辈人群中显得格格不入，有些人觉得他是"假清高"，便商量着准备戏耍他一番。

于是几个平日里的纨绔子弟准备了一桌酒席，并暗地里买通了一个妓女让她在酒桌上对李东垣行诱惑之举。

李东垣不知其中有鬼，坦然赴宴，席间那个妓女拉扯李东垣的衣服，不料李东垣十分生气，愤然离席，并脱下刚才被妓女拉扯过的衣服，公然烧掉了，可见自重自爱到了如此地步。席间朋友们纷纷佩服李东垣的操守，竖起了大拇指。

李东垣跟随翰林王从之学习《论语》《孟子》，受教孔孟之道，他便在住宅中空地里，修建了一座书院，接待读书人。如果遇到生活困难、用度不足的人，他总是尽力去周济他们。

当时正值元兵南下，战乱频繁，老百姓整日在饥饿、惊慌、忧愁中艰难度日，所以大部分疾病都是从脾胃而起。鉴于此，他认为只读古方是不够的，必须面对新的社会现实，分析病人的特点来研究方药，这些也是他建立脾胃学说的社会基础。后来，他因母亲病故而立志从医，拜师于当时易水学派的张元素。

李东垣求医心切，不惜远离家乡 400 余里，拜师学医。经过数年的刻苦学习，李东垣"尽得其法"，基本掌握了张元素的学术思想和诊疗技术，并进一步提出了"脾胃内伤，百病由生"的学术思想，被后世奉为中医"补土派"的创始人。

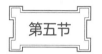

"专一为业，垂四十年"的儿科鼻祖

　　敬爱的周恩来总理曾说过：加紧学习，抓住中心，宁精勿杂，宁专勿多。

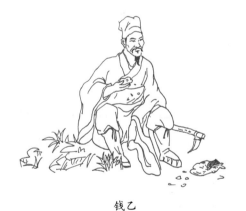

钱乙

　　在1000多年前的宋朝，有一个专注于研究儿科专业，一干就是40年的中医大师，他便是被后世称为"儿科鼻祖"的钱乙。

钱乙，字仲阳，宋代东平人，约生活于北宋仁宗至徽宗年间，享年 82 岁，是我国宋代著名的儿科医家。钱氏治学，当初先以《颅囟方》而成名，行医儿科，曾治愈皇亲国戚的小儿疾病，声誉卓著，被授予翰林医学士。

在钱乙之前，中医从业儿科专业的很少，因为古人认为小儿病最难看，其一是因为小孩子骨气未成，形声未正，悲啼喜笑，变态无常；其二小儿不能言语，言语亦未足取信；其三是小儿脉微难见，诊察时又多惊啼，靠脉诊难以辨证。中医诊断上的"望闻问切"四诊合参，对小孩子根本不起作用，所以儿科在古代又叫哑科，形容大夫看病如同对着哑巴，一问三不知。

不过，我们的钱乙并没有知难而退。而是花了将近 40 年的时间，研究如何攻克儿科专业的难点，后世人评价他"专一为业，垂四十年"。

钱乙自幼跟着自己的叔父学习医术，因此早早地就熟读中医经典。有人拿了不同的药请教他，他总是从"出生本末"到"物色名貌"的差别，详详细细地解答。事后一查本草书，果然准确无误。为了研究儿科专业，他把古今有关儿科资料一一采辑，并加以研究。

他在实践中认识到，小儿的生理特点是"脏腑柔弱""五脏六腑，成而未全，全而未壮"，总结出"易虚易实，易寒易热"的小儿病理特征。并根据多年的临床实践，逐步摸索出一整套诊治方法。主张从面部和眼部诊察小儿的五脏疾病，如左腮赤者为肝热，右腮为肺，目内无光者为肾虚等。在处方用药方面，力戒妄攻、误下与峻补，主张"柔润"的原则。这些学术思想为我国小儿科医学专业发展奠定了坚定的基础，他因此也成为中医儿科的奠基人。

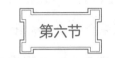

一抔黄土救太子

面对一道题，有的同学不会解答，有的同学却能用很多种方法来解答。就像在足球场上驰骋的运动健儿一样，每一粒进球都与众不同。为什么？当你掌握了足够多的知识，你会发现解题的答案不止一种。

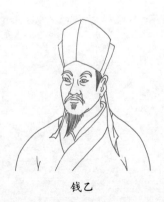

钱乙

中国古代的皇帝虽然享尽锦衣玉食，但子孙大都命运多舛，能够健健康康地颐养天年的寥寥无几。特别是宋朝，因为当时社会以瘦为美，而孕妇偏瘦不但容易导致难产，还会对婴儿的体质造成负面影响，生产后体弱多病。

所以，宋朝的皇帝们虽然生的孩子很多，但存活下来的很少，这种现象直到钱乙出现才得到改善。钱乙最初是以使用小儿科的《颅囟方》而出名的。他到京城里去为长公主的女儿治好了疾病，因此被授予翰林医官院中"医学"的官职。

钱乙在担任翰林医官的时候，宋神宗的皇太子突然生病了。宋神宗请了不少名医诊治，毫无起色，病情越来越重，最后开始浑身抽搐。这时有人推荐钱乙来给皇太子诊病，说这个人很厉害，前一段长公主女儿的病就是他给医好的，还因此封了官。

可能是宋神宗病急乱求医，赶紧召钱乙进宫诊病。当时钱乙在众多医官中，资历并不出众，皇帝见他身材瘦小，貌不出众，有些小看他，但既然召来，只好让他为儿子诊病。

钱乙从容不迫地诊视一番，要过纸笔，写了一贴"黄土汤"的药方。心存疑虑的宋神宗接过处方一看，见上面有一味药竟是黄土，不禁勃然大怒。皇子们都是真龙贵体，钱乙以黄土入药，犹如儿戏之举，气得宋神宗要治钱乙的罪。

但钱乙并不惊慌，胸有成竹地解释说："据我判断，太子的病在肾，肾属北方之水，按中医五行原理，土能克水，所以此症当用黄土。皇上不妨试了此方，如果没有效果，再治我的罪也不迟。"

宋神宗见他说得头头是道，心中的疑虑已去几分，正好这时太子的病情严重起来，于是赶紧命人从灶中取下一块焙烧过很久的黄土，用布包上放入药中一起煎汁。太子服下一剂后，抽筋便很快止住。用完2剂，病竟痊愈如初。这时，宋神宗才真正信服钱乙的技术，把他从翰林医官提升为很高荣誉的太医丞。

钱乙开药不墨守成规

很多人读到大作家马尔克斯的小说《百年孤独》的时候会感叹：原来小说还可以这样写。其实，同学们学习、考试，无论何时都要注意，不要束缚自己的思想。

讲个故事，说有一味叫"六味地黄丸"的药广为人知。六味地黄丸是中医传统的补益药，具有滋阴补肾之功效。用于肾阴亏损，头晕耳鸣，腰膝酸软，骨蒸潮热。对中年男人来说，是如同燕窝一样的滋补药物，非常受欢迎。而这味药的制作者就是宋朝的儿科名医钱乙先生。

话说，当年钱乙因为治好了宋神宗的儿子，因此年纪轻轻就步入了太医行列。所谓"木秀于林风必摧之"，钱乙仕途上的扶摇直上让同行太医心生不满，大家觉得他是

"土郎中"的儿子，根本难堪大任。他们私下议论："钱乙治好太子的病，不过是巧合罢了！"有的还说："钱乙只会用土方，真正的医经怕懂得不多。"

一日，钱乙和弟子正在为患者治病，有位医生带来一个钱乙开的儿科方子来"讨教"。他略带嘲讽地问："钱太医，按张仲景《金匮要略》八味丸，有地黄、山药、山茱萸、茯苓、泽泻、牡丹皮、附子、肉桂。你这方子好像少开了两味药，大概是忘了吧？"

宋朝医学虽然发达，但是从医者过分推崇古代的经方，而不懂得变通，甚至到了墨守成规的地步。诊断看病全是按图索骥，简单地复制前人的方子。而这个太医见钱乙在用张仲景的一个方子时少开了两味药便有意嘲笑他基本功不扎实，不是科班出身。

不过，钱乙看后笑了笑解释说："没有忘。张仲景这个方子是给大人用的。小孩子阳气足，我认为可以减去肉桂、附子这两味益火的药，制成六味地黄丸，免得孩子吃了过于暴热而流鼻血，你看对吗？"

这位大夫听了，连声道："钱太医用药灵活，酌情变通，佩服佩服！"就这样钱乙所创制的"六味地黄丸"流传下来。

钱乙用药并不拘泥于某一师某一门。他什么书都读，对于古人的医疗方法也不墨守成规。他治病就像带兵打仗一样，经常安全地越过险要地带，以出其不意取胜。晚年，他的瘫痪症状有所加剧，他知道自己治不好了，便把亲戚们找来告别，换好了衣服等待着死亡的来临，一代名医就这样去世了。

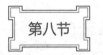

王惟一铸针灸铜人

俗话说：功夫不负有心人！晋代祖逖闻鸡起舞，早晨听到鸡叫就起床练剑，最终，既能写得一手好文章，又能带兵打胜仗。后来被封为镇西将军，实现了他报效国家的愿望。王羲之每天坐在池子边练字，天长日久竟将一池水都洗成了墨色，最终被后人称为"书圣"。唐朝大诗人李白逃学到河边玩，看到老奶奶用铁杵磨针后，发奋读书，最终被后人尊称为"诗仙"。

北宋年间，针灸学非常盛行，但是因为五代十国时期的战乱频繁，有关针灸学的古籍更是错讹甚多，用有错误的知识治病救人，效果可想而知，所以医疗事故经常发生。

这时，针对这种棘手的社会现象，一个叫"王惟一"

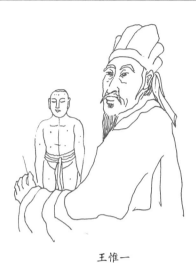

王惟一

的医官站了出来。王惟一，名王惟德，北宋医家。在宋仁宗（赵祯）时期任尚药御，对针灸学很有研究，为我国著名针灸学家之一。他感慨于当时不规范的针灸学知识，所以就多次上书皇帝，请求编绘规范的针灸图谱及铸造标有十二经循行路线及穴位的铜人，以统一针灸诸家之说。

宋朝是一个重文轻武的朝代，宋仁宗见王惟一治学心切，便爽快地答应了他的请求。接旨后，王惟一亲自设计铜人，从塑胚、制模以至铸造的全部过程，他都和工匠们生活在一起，工作在一起，攻克了无数技术难关，终于在公元 1027 年铸成了两座针灸铜人。

　　王惟一所设计的铜人和一般人大小相似，在脏腑的布局，经络的循行，穴位的精确等方面，不仅科学性强，而且工艺水平相当高。铜人里边是由铜铸成的仿真脏腑，躯壳表面，刻有354个穴孔，这便是经穴的位置所在。孔内装满水银，外封黄蜡，以防水银流出。应试时，当老师出题针刺某穴，或提问何病症该针何穴时，学生照题试针。若针得正确，一进针水银便会流出。若针得不对，就刺不进去。

　　当制成的针灸铜人呈现在宋仁宗面前时，宋仁宗被它巧妙的工艺水平所折服，经王惟一等在旁的医官介绍了铜人的用途和在医学上的价值之后，遂下令把一座铜人放在医官院，让医生们学习参考，另一座放在宫里供鉴赏。并让史官把这件事作为一件大事，写入史册。

　　针灸铜人的铸造，对我国医学的发展，尤其在针灸学和针灸教学方面，起了很大的促进作用，所以为历来针灸学家所推崇，宋以后，历代统治者都视铜人为国宝。但不幸的是，金人南侵时针灸铜人的真品流落民间，后不知所踪，后世多为仿品，这实在是中医针灸学的一大损失。

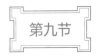

第九节

唐慎微以一人之力立不朽之功

　　不熟的麦穗直刺刺地向上挺着，成熟的麦穗低垂着头。同学们，当你在某一方面非常有特长的时候，请低调些。因为，我们的低调不是渺小。

　　唐慎微，字审元，是四川成都人，得益于天府之国丰富的中药资源，他成为北宋著名药学家。

　　唐慎微出生在一个中医世家，自幼受到中医药熏陶，年纪轻轻就医术精湛，医德高尚。据史书记载，唐慎微治病是百不失一。有一次，宋朝爱国大臣、诗人宇文虚中的父亲曾患风毒之病，经唐慎微治疗后很快症状得到缓解。但这种病不易断根，容易复发，可是唐慎微又不能守着老爷子专为他一个人看病，于是就呈上一"锦囊妙计"。亲笔写了一封信交给宇文虚中，并在信封上注明某年某月某日，可以开封。

到了信上所注明的日子，宇文虚中父亲的风毒之病果然再次发作。按唐慎微的嘱咐，宇文虚中的父亲打开了封存已久的留书，只见上面写着 3 个方子：第一个方治疗风毒再作，第二个方治疗风毒攻注作疮疡，第三个方治风毒上攻、气促欲作咳嗽。宇文虚中的父亲按方治疗，15 天即获痊愈。

尽管唐慎微治病如神，但唐慎微平素从不炫耀自己的本事，仍是沉默寡言。唐慎微看病时谈证候总是寥寥数语，点到即止，决不哗众取宠。所以，关于唐慎微的故事流传得并不多。他之所以成名是因为所编著的《经史证类备急本草》。

当时北宋政府有组织专业人员编撰医书的习惯，在开宝年间和嘉祐年间，北宋政府分别编写了《开宝本草》《嘉祐本草》和《本草图经》等书籍。虽然，官方的编撰行为使许多重要的本草学著作得以保存下来。但是，官府在编修这些书籍的时候，对古代的医药书籍只是有选择的采录，他们觉得有用就留下，没用的话就遗弃。这样的话，许多有待发掘的古代本草资料可能因为没有被收录，而面临着湮没的厄运。

为了让前人所有的药学知识流传千古，唐慎微准备编修一部最全的本草书籍。要收集众多的古代手抄药学资料谈何容易，怎样才能实现这一宏愿呢？

唐慎微想出了一个好办法：凡是士人来找唐慎微看病，分文不取，但有一个条件，就是希望他们帮助收集名方秘录。这个新奇的办法深得读书人的欢迎。他们在看各种经史百家书时，只要发现一个药名、一条方论，赶紧记录下来告诉唐慎微。就这样，经过长时期的积累，唐慎微终于收集到了大量的医药资料。依靠这些资料，唐慎微编成了本草史上划时代的巨著《经史证类备急本草》，简称《证类本草》。

《经史证类备急本草》全书 30 卷，载药 1746 种，附方 3000 余首。使大量古代已散失的珍贵医药本草文献翔实完整地记录下来，使学者开卷之后能一览用途与用法，在体例上也做了革新，编写形式、分类次序一直为后世医药本草学编写的范例，开启了中医药学本草之先河。李时珍评价他："使诸家本草及各药单方，垂之千古不致沦没者，皆其功也。"

当时，尚书左丞蒲传正看过初稿后，委派唐慎微做官，因唐慎微酷爱中医药，因此拒而不受。唐慎微以一人之力为后世立下不朽之功，因此是当之无愧中医领域的药学大家。

第十节

一辈子为老百姓诊病不收费的许叔微

有些人，就是我们人生的灯塔、中华民族的脊梁，比如鲁迅、林则徐、戚继光，也比如一辈子给百姓看病不收费的许叔微……

许叔微是历史上一位伟大的名医，他用一生的时间践行医者仁心的精神，一辈子为老百姓看病都不收取任何费用。

公元 1079 年，许叔微出生在真州白沙镇普通的武大夫家庭，他出生的年代正值北宋王朝风雨飘摇，靖康年间，金兵大将完颜宗望、完颜宗翰破京城，俘虏了宋徽宗、宋钦宗。古代战乱之后必有瘟疫暴发，没多久许叔微的父亲罹患了瘟疫，当时所请的医生医术并不好，虽然吃了药但也没有挽回。在弥留之际，父亲握着许叔微的手留下了几句遗言："一定要多读书，或为官济世，或为医活人，要做个好人啊！"

2个月后，母亲因悲痛劳累过度，也倒地后不省人事。母亲的去世，离父亲去世还没到100天，许叔微百日之内，并失双亲，这一年他才11岁。随后，年少的许叔微就在乡邻的帮助下勉强度日。但性格倔强坚强的他并未从失去双亲的悲痛中消沉，父亲的遗言犹在耳边，许叔微"痛念里无良医，束手待毙"，发誓要成名医，拯救众多像父母一样的病人。

特别是许叔微在读到张仲景《伤寒杂病论》的序言时，听闻张仲景与自己相似的经历就倍感心痛，从此以后，许叔微白天学举子的课程，晚上挑灯苦读医书，从《伤寒论》《金匮要略》《黄帝内经》《难经》《神农本草经》等经典著作，到《诸病源候论》《太平圣惠方》《千金要方》《脉经》《小儿药证直诀》《针灸甲乙经》等皆博览而穷究，除了以书为师，还利用各种机会游学，寻师指点，终成一代名医。

　　许叔微成为名医后也不忘自己当初的誓言，为老百姓看病从来是分文不取。许叔微行医济世的美誉在当世广为传播，宋代诗人陆文圭有诗云："江左知名许叔微，公来示之衡气机。天下呻吟尚未息，公持肘后将安归。"

　　医乃仁术，必怀仁心。医道是一条舍己为人的道路，这是一条拯救天下苍生的道路，许叔微用一生证明了，他攀登医学高峰，最后达到了医学的至高境界。

名医客死异乡，药方惠及千年

　　积极的人在每一次忧患中都看到一个机会，而消极的人则在每个机会中都看到忧患。同学们，当困难出现的时候，不要沮丧，不要气馁，要从中找到机会，奋而努力，攻坚克难！

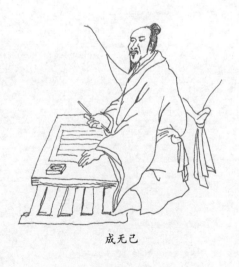

成无己

成无己原是北宋聊摄（今山东茌平县）人，后来靖康之难发生，山东成为金国领土，所以成无己最后才成了金代名医。

成无己出生于世医家庭，父亲做药材生意，家中十分富有，而他也自幼攻读医学，对理论与临床均有擅长，又有丰富的临床经验，是第一个全面注解《伤寒论》的医家，同时又结合临床应用，明辨伤寒常见症状之理，以便于临床诊断之用。在中医学的伤寒学研究史上，具有举足轻重的地位，对后世伤寒学派诸家产生很大影响。后世评价他有一句话就是"医方之有解，始于成无己"。

话说，像成无己这样德高威望的苍生大医，晚年最大的幸福应该是坐看云卷云舒，静听花开花落，心无旁骛地悬壶济世。可是，宋金时期，战乱频繁，民不聊生。靖康二年四月金军攻破东京（今河南开封），除了烧杀抢掠之外，更俘虏了宋徽宗、宋钦宗父子，以及大量赵氏皇族、后宫妃嫔与贵卿、朝臣等共3000余人北上金国，东京城中公私积蓄为之一空。

然而，金人仍不罢休，他们开始把目标转移到人才抢夺上，诸科医生、教坊乐工、各种工匠也被劫掠。作为著名的医生，成无己本人也被金兵俘虏带到临潢地区（现在的内蒙古巴林左旗）。

"靖康耻，犹未雪，臣子恨，何时灭！"这一年，大将军岳飞正值壮年，可成无己此时已经60多岁高龄了。古代人均寿命才40多岁，成无己在岁末终老之际竟然遭受了国破家亡之苦，心中愤懑与凄凉自然无法言说。

多少个凄风夜雨，两鬓斑白的成无己遥望南方故国泪眼婆娑，他曾打算以身殉国，可又盼望着有一天偏安一隅的南宋朝廷能迎回二圣。于是，他把期盼和希望化为著书立说的力量，专力钻研注解《伤寒论》，为中医药学的继承和发扬鞠躬尽瘁。由于前无他人可鉴，难度很大。直到80岁高龄的成无己才完成《注解伤寒论》。

成无己使《伤寒论》得以广泛流传，促进了伤寒学派的发展。可是直到死去，成无己也没有盼来南宋王师的旌旗，一代名医就这样客死异乡，最终再没有回到儿时的故乡。成无己去世后，他的学术广为流传，特别是他对《伤寒论》的药方进行注解，多从《黄帝内经》四气五味理论的角度分析和认识组方原则及配伍意义，将制方之理析微阐奥，使仲景立方之意昭然于后世，惠及千年。

第十二节

"金元四大家"之首——刘完素

谦虚是学习的朋友，自满是学习的敌人。

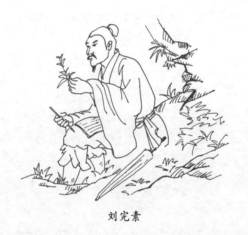

刘完素

宋金时期虽然战乱频繁，但却是经济文化高速发展的历史时期。特别是得益于王安石的变法，医学教育繁荣发展，中医界相继涌现了一群影响巨大的医学名家。

这段时期产生了4位具有代表作用的中医名家，分别是刘完素、张从正、李东垣和朱丹溪，他们发展了医学理论，创造了新的临床治则，形成一股承古而创新的医学潮流，对后世中医学，包括对朝鲜和日本医学产生了巨大而深刻的影响，被后人称之为"金元四大家"，而刘完素则被列为"四大家"之首。

刘完素是金代著名医学家，他自幼聪慧，耽嗜医书，因母不幸病逝，遂使之立志学医。他从 25 岁开始研究《黄帝内经·素问》，直到 60 岁从未中断，学识渊博。

刘完素是每个懂得中医的人都非常尊敬与景仰的人，且不说他的医术和医德，但就他独立思考的首创精神就值得我们学习。刘完素生活的地区是金人进攻中原时的主要战场之一，天灾加人祸造成疫病蔓延，疾病横生，而当时医生都是沿袭宋时的用药习惯，只习惯性照搬"教科书"上的方剂，很少能自己进行辨证处方，效果并不是太好。

刘完素医术高超，他认为处方用药，要因人而异，应视病人的身体状况、所处的环境和疾病的实际情况来选择用药，不可一成不变。他也极不满意于当时朝廷要求使用

《太平惠民和剂局方》，又不可随意加减的规定，坚持辨证施治，酌情发挥。

于是他仔细研究《黄帝内经》中关于热病的论述，提出了使用寒凉的药物来治疗当时横行肆虐的传染性热病的主张，结果疗效非常惊人。后来他的名气越来越大，传到了金朝廷中，金章宗为了笼络人心，请他到朝中为官，几次都被拒绝了。朝廷无奈，便赐给了他一个"高尚先生"的名号。

有一次，刘完素生病了，但根据"医不自治"的原则，他只能请外边的大夫给他医治，可是别的大夫医术太差，吃了许多药，病情也不见好转。一天，有一个年轻大夫前来问诊，刘完素心里有些不愿意，觉得对方资历不够。但是他又不好意思把对方轰出去，只好硬着头皮给他看。结果，这个年轻大夫竟然用简单的几味药就把刘完素的病治好了。

刘完素心里暗暗责骂自己："我平时最提倡同行间互相学习，怎么轮到自己就糊涂了呢？"于是，刘完素急忙向年轻人道歉，此后，两人经常在一起，交流医学上的疑难问题，医术都大有长进。后来这个年轻的大夫也成为一代名医，他的名字叫张元素。

刘完素死后，家乡人自动集资在其故乡建"刘守庙"，并匾以"青囊妙术"颂其医德，其庙今已复建。现如今，在河间、保定等地亦有其祠，人们春秋致祭，不忘其拯救病苦和发展中医学理论的功绩。

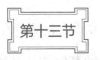

第十三节

中医界的"黄老邪"

　　我们不必羡慕他人的才能，也不必悲叹自己的平庸，各人都有他的个性魅力。做一个有个性的青少年，把自己的长处发挥到极致吧！

　　在武侠小说大家金庸笔下，有一个人物上通天文，下通地理，武功极高，又因性情孤僻，行动怪异，身形飘忽，有如鬼魅而人送外号"黄老邪"。

　　在中医历史上，也有这样一位人物，他便是"攻邪派"的代表创始人，张从正。

　　张从正为金朝医家，他自幼跟随父亲行医，博览医书，又勤奋，到中年时代，已经成为一方名医。不过，针对他的治病手法，当时有很多医家是持反对态度。自古以来，中医认为机体患病是因为正气衰弱，所以在治疗上都是以温补药物为主，主张扶正。

可张从正却不这样认为，他觉得疾病的产生主要是邪气的作用，认为邪未去而先投补，则往往会以粮资寇，反而助邪伤正，只有对纯虚无实的患者，才可使用补法。就像鲧禹治水，一味加固筑堤并不能有效控制洪水，反而会使决堤的时候灾情更加泛滥。所以，张从正在治法上剑走偏锋，采用汗、下、吐三法，在用药上也以寒凉为主，以毒攻毒。

由于张从正在治法上的"特立独行"，所以在当时并不被同行所接受，可是俗话说"实践是检验真理的唯一标准"，张从正就是用他这种奇怪的治法医疾救亡，功绩卓著，深得人民敬仰，老百姓形容他的医术是"望而尽其工，闻而尽其巧，问而尽其神，切而尽其圣。"

金宣宗兴定年间，皇上想把他召为太医，但他因非其所愿，不久辞职归里，后与麻知几、常仲明等讲研医理，著书传世。最终将自己的学术思想，编撰成《儒门事亲》一书，用意是：儒者能明事理，事亲的人就应当知医道。

第十四节

拜师两位名医的王好古

　　人非生而知之，孰能无惑？惑而不从师，其为惑也，终不解矣。每位学生都有自己的长处与短处，无论学习成绩的好坏。所以，如果在生活、学习中遇到任何困难，那就多向老师、同学、父母求教。

　　王好古，字进之，号海藏，是元代赵州（今河北省赵县）人。他能成为一代名医，在外人看来，其实一点也不奇怪，因为他有两个特别厉害的老师，一个是"张元素"，一个是"李东垣"。

　　王好古起初师从于"易水学派"的创始人张元素，和"金元四大家"的李东垣是一对师兄弟。后来张元素去世后，李东垣在河南有国医之称，名气已经超过了张元素，所以王好古又转而向李东垣学习。在张、李二家的影响下，王好古又着重于《伤寒论》方面，而独重由于人体本气不足导致阳气不足的三阴阳虚病证，另成一家之说。

王好古的一生充满着传奇色彩，他曾踏遍了河北、河南，以及山西等多省行医，活人无数。而且还随军做过军医，救死扶伤。一路上他虚怀若谷，广交朋友，遇见比自己学识丰富的他就虚心请教。在河南期间就学习了张从正的一些治病经验。如在《医垒元戎》中就有引用张子和的用药经验。论述瓜蒂散时就说："张子和云，点目出泪，搐鼻沥涕，口食漉涎，皆有以同乎吐也。"

王好古在医学理论上的成就虽然比不上师父张元素和李东垣，但是他对阴证的论述为后世医学的发展提供了良好借鉴。他在阴证的论述中，保留了张元素和李杲的学术思想和资料，为后世研究张李之学，提供了大量的资料。王好古的《汤液本草》，继承了此前历代本草的优点，系统吸收了张元素和李东垣两家的药性理论及历代医家的用药经验，开创了本草著述的一种新形式。

第十五节

中医妇产科的奠基人——陈自明

如果学业允许，请多出去看看祖国的大好河山，它会开阔你的视野、放松你的身心，让你更加快乐、健康，对你的学习、成长都有巨大的帮助！

南宋时期，江西抚州城西出了一位杰出的妇产科专家，这就是陈自明。在古代，妇女的地位并不高，而陈子明将医学专业设定为妇科，真可谓是一个破天荒的举动。

陈自明祖辈三代行医，藏书丰富，家学渊博。受家庭习医氛围熏陶，陈自明从小即喜爱医学，对家中的医学书籍手不释卷，14岁时已读完《黄帝内经》等中医经典著作，并掌握了中医基本理论及医疗技能。

有次，一乡妇怀孕得病，一到中午就痛苦不堪，很多医生都束手无策。当时年仅 14 岁的陈自明托人转告病人家属说这是内脏燥热引起的，应用大枣汤治。家属查证医书，果然如陈自明所言，此事遂传为美谈。

长大以后，陈自明不满当时"看方 3 年，无病可治"的现状，决心走出狭窄的生活圈子，于是游学东南各地，读万卷书，行万里路。

他在任建康（今南京）明道书院医学教授的时候，感慨当时中医妇产科尚不完备，也没有专著，认为"医之术难，医妇人尤难，医产中数症，则又险而难"，因此潜心钻研中医妇产科，遍览医籍，博采众长，终于编成我国历史上最早的一部妇产科专著《妇人大全良方》。书中所列方剂，有不少迄今仍广为临床使用。自此，妇产科方成为中医科学中的一门专门学科，所以说他是中医妇产科的奠基人一点也不为过。

陈自明常说："世无难治之病，有不善治之医；药无难代之品，有不善代之人。"对于一些贪人钱财的庸医，他斥为"用心不良"。当时有的医生得到一两个验方，就秘不外传予以炫耀。陈自明十分反对这样做，将自己家传的许多验方，糅合于上述书中，公之于世，足见他医德之高尚。

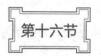

第十六节

罗天益巧解药诗哑谜

用教师的智慧点燃学生的智慧火花，努力使学生得法于课内，得益于课外。

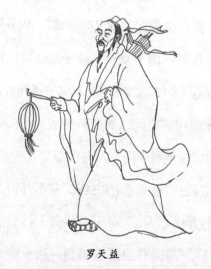

罗天益

罗天益是宋末元初的一位名医，自幼便继承父训，有经天纬地之志，少年时听闻邻近赵州有一个叫李东垣的名医，他便慕名而来，勤奋学习，很受李东垣的赏识。史书上记载他："学医数年，尽得其术。"

临别前，李东垣拿出一红纸包作为礼物送给自己的学生，罗天益辞谢说："老师毫不保留地把技术传给我，我终生不忘，怎好再收您的钱呢？"

李东垣听后满意地点了点头，但转而说："我这红纸包里的钱，不同一般，它是我对你的一点儿心意，是给你买物件的，而这几件物件，是你以后作为医生不可或缺的东西。"

罗天益见老师执意要给，一时又猜不透老师的意思，只好先接过这个红纸包。

回到赵州老家，打开红纸包一看，里面哪有钱币，就几张红纸而已。"该不会是老师故意作弄自己吧？"罗天益心想。不过仔细一看，只见红纸上面还写着三首诗谜。

其一是：淡竹枳壳制防风，内藏红花在当中。熟地黄或须用半夏，坐地车前仗此公。

其二是：在外肥又胖，在家瘦模样，忙时汗淋淋，闲时靠着墙。

其三是：少时青青老来黄，千锤百结打成双。送君千里终须别，弃旧迎新抛路旁。

罗天益仔细一想，原来这3个谜语的谜底是"灯笼""雨伞""草鞋"。

徒弟出山，师父竟然送哑谜，这真是千古奇谈。不过，以罗天益的聪明才智，很快明白了老师的一番心意。在古代大夫都是出诊治疗，"灯笼""雨伞""草鞋"这3件物品是大夫必备的东西，老师是想用这3个谜底，告诫罗天益，当病人请求出诊时，不管刮风下雨还是天黑路滑，都要立即前往，不容迟疑，承担起救死扶伤的责任。

罗天益谨遵李东垣不论白天黑夜，不管山高路远，只要有人请他去看病，他都不辞劳苦地出诊。后来，罗天益不仅医术高明，而且医德高尚，终于成为河北一带有口皆碑的好医生。

第十七节

朱丹溪千里求名师

请记住中世纪波斯一位伟大的诗人萨迪的名言：没有求知欲的学生，就像没有翅膀的鸟儿。

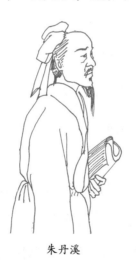

朱丹溪

朱丹溪，名震亨，字彦修，是元代著名医学家，是婺州义乌人，因其故居有条美丽的小溪，名"丹溪"，所以后世学者遂尊之为"丹溪翁"或"丹溪先生"。

朱丹溪倡导阳常有余，阴常不足说，创阴虚相火病机学说，善用滋阴降火的方药，中医上称为"滋阴派"的创始人。他的学说影响深远，在日本医学家为研究学习朱丹溪的学说与医术，还专门成立了"丹溪学社"。

不少人认为，朱丹溪名气这么大，那他一定是出生在中医世家，或是自幼熟读医书。其实不然，朱丹溪起初走的是仕途，直到40余岁的时候才学习医术，可谓是半路出家。

朱丹溪自幼好学，很小的时候就能过目成诵，日记千言，言章词赋，一挥即成。但是不久他死了父亲，朱丹溪和两个弟弟都尚年幼，全家靠母亲一人支撑。在逆境中成长的朱丹溪，性格豪迈，见义勇为，成年后颇有侠士风范，因而深得民众的拥护。

朱丹溪30岁的时候，母亲患病众医无策，于是他自学《素问》，竟然自己治好了母亲的病，这是他第一次尝到治病救人的喜悦，也为他今后从医做好了铺垫。

延祐元年（1314年）八月，元朝恢复科举制度。朱丹溪怀着报国之心再次参加科举考试，但天意弄人，都名落孙山。"不为良相，则为良医"，科举失败并没有使朱丹溪灰心，他觉得学医济人也可使德泽远播于四方，于是决意断绝仕途，专心从事医学事业。这时他已经40岁了，但有志不在年高，他一心扑在医学上，学业大有长进。

但是没有名师教导，再想在医学上有所突破很难。于是他下东阳八华山，渡过钱塘江，穿过宛陵，经过姑苏（今苏州）到建业（今南京），千里遍寻名师，遗憾的是始终未能找寻到一个自己认可的老师。

返乡途中，他偶然听说医学大家罗知悌隐居在杭州一带。罗知悌师从"金元四大家"之一刘完素的弟子荆山浮屠，曾经做过理宗皇帝的"寺人"和"宫中医侍"，所以元朝灭宋后他一直归隐山林，除治病外，很少与人接触，而且他性格孤僻，愤世嫉俗，对选拔徒弟更是苛刻至极。

朱丹溪对老先生孤僻的性格一无所知就贸然登门拜访，结果自然是吃了"闭门羹"。但朱丹溪求师心诚，第二天一大早就到罗氏家门口毕恭毕敬地等候接见，天黑才返回。

起初罗氏家人也劝朱丹溪不要再瞎子点灯白费蜡了，

还是干干其他有意义的事吧。可朱丹溪一心一意要拜见罗先生。就这样一连数十天，朱丹溪顶着风吹日晒以及罗氏家人的冷嘲热讽，雷打不动地伫立在门口，静静地等候着老师的接见。"精诚所至，金石为开"，一个脾气怪的师父，遇见了一个性子倔的徒弟，最后老爷子先服软了。

见朱丹溪的品学正符合自己招徒的要求，老爷子终于放下矜持，到门外把朱丹溪迎进了屋子，并诚恳地说："很早就听说义乌有个朱丹溪医术高超，我愿意和你一起将医术发扬光大。"朱丹溪急忙下跪拜师，惶恐地说："高师如此虚怀若谷，开门纳徒，弟子无地容身，请师父受我一拜。"

这一拜，促成了浙江中医教育史上一段佳话，催生了我国金元时期又一名医和流芳百世的"丹溪学派"。朱丹溪不仅临床水平高超，而且善于总结，撰有《局方发挥》《格致余论》《金匮钩玄》《丹溪心法》等十多部至今对中医临床仍有重大指导作用的著作。在我国医学史上，丹溪养阴学派名家之多与影响之大，只有张仲景及后世的伤寒学派可与之相比。

窦默辅佐忽必烈统一天下

十分重要的是，关于祖国的豪言壮语和崇高理想在我们学生的意识中不要变成响亮的然而是空洞的辞藻，不要使它们由于一再重复而变得黯然失色、平淡无奇。让孩子们不要去空谈崇高的理想，让这些理想存在于幼小心灵的热情激荡之中，存在于激奋的情感和行动之中，存在于爱和恨、忠诚和不妥协的精神之中。

窦默是中医历史上有名的针灸学家，他自幼好学，博览群书。元兵伐金的时候，他一度被俘，家破人亡，最后南渡黄河，依靠母族吴氏才存活下来。后来，有一姓王的老医生将女儿嫁与他为妻，并劝他从事医业，他这才踏入医道。

除了名医的角色，窦默还有一个重要的身份便是忽必烈的谋士。元世祖忽必烈即位后，意欲大有为于天下，广络天下名士，3次召见名人窦默，并委以重任。窦默自1249年入朝，一直都是忽必烈重要谋士，他抛开狭隘的民族意识，极力提倡封建伦理，加速蒙汉融合，为元代社会发展起到积极作用。

有一次，忽必烈召见窦默，访求治国安邦之道。窦默用儒学的"诚意正心"来回答忽必烈的提问，说："作为帝王，要成就帝业，做好一国之君，治理好国家，关键在于心正意诚。只要心正意诚，朝廷上下，臣子百姓就不敢不归顺帝王，只能臣服于帝王，也只有心正意诚，天下才能一统，四方才能归一。"

从政、兴教、行医……窦默以个人努力，在那个动乱的年代促进了文化教育事业的发展，不仅加速了蒙古的汉化、封建化的进程，而且使汉族先进文化得以保全，并有所发展，践行了"上医医国，下医医民"的理念。

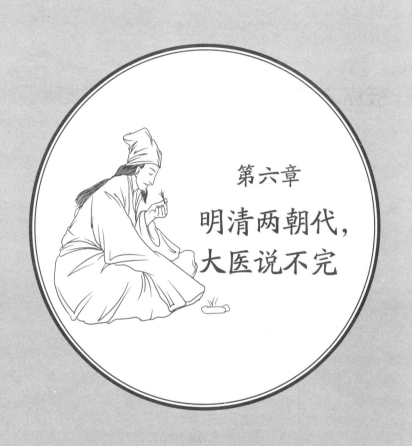

第六章

明清两朝代，
大医说不完

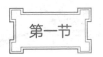

第一节

被称之为"国朝之圣医"的戴思恭

萤火虫虽然只能发出微弱的光，但它敢于向黑夜挑战的精神却是最可贵的。

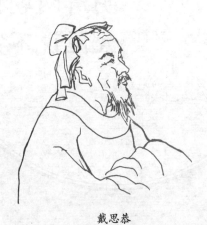

戴思恭

戴思恭是明代著名医学家，曾从师于朱丹溪，因颖悟绝伦，刻苦好学，所以最受丹溪的赏识，得到的医学传授也最为精深。明朝洪武年间，戴思恭被征为正八品御医，晋身为宫廷御医，由于他的疗效特别好，每次都能药到病除，所以深受皇室器重。永乐三年戴思恭去世后，明成祖朱棣亲撰祭文，派人祭奠，称他为"国朝之圣医"。

戴思恭出身于书香门第，他的祖上曾经有好几代人做过医生。戴思恭从小就深受家庭的熏陶，勤奋好学。后来，戴思恭跟随朱丹溪学成回乡，他高明的医术闻名于江浙一带。

朱元璋取得天下建立明朝之后，又慕名把戴思恭征召为太医。但俗话说"伴君如伴虎"，戴思恭太医的位子还没坐热，就体会到了什么叫君威难测。有一次，朱元璋第三子晋恭王因旧病复发而死。朱元璋大怒，逮捕了王府的御医，要将他们治罪杀死。

戴思恭心怀不忍，便冒死进谏说："我曾经为晋王治过病，并且对您说过，今日虽然病好了，但因为他的病已深入骨髓，如果再复发就性命难保，今天果然如所言了，所以晋恭王去世并不是因太医无能，而是因病入膏肓。"听了戴思恭的这一席话，太祖朱元璋才免了各位御医的死罪。

到了永乐初年（1403年），78岁的戴思恭因年老告辞回乡。3 年后，再次被明成祖朱棣征召入朝。当时，朱棣因发动靖难之役，杀了自己的亲侄子才取得了天下，所以先朝的臣子们都非常惧怕他。但戴思恭并不如此，反而朱棣还很敬重他。原因是朱棣尚为燕王时，因患癥瘕之疾久治不愈，太祖朱元璋就派戴思恭前往燕京诊治。戴思恭一剂药下，朱棣即排出诸多寄生虫，燕王的病就好了。所以朱棣对戴思恭的医术非常信任。

在戴思恭最后离开朝廷返回故里之时，朱棣曾颁布诏书"朕复招汝，汝即来也"，可见已为皇帝的朱棣对戴思恭的期待与敬重，仍然期待着让戴思恭关注他的保健医疗。

垂暮之年的戴思恭，对恩师朱丹溪仍然怀着深深的敬重。公元 1405 年，82 岁的戴思恭离开朝廷返回故乡，10 天后病逝。而就在这 10 天里，他还抱病祭奠了先师朱丹溪的陵墓。

"本草王"李时珍

我们要学习李时珍对理想的追求心比铁坚，对知识的追求坚忍不拔！

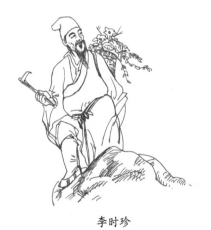

李时珍

提起中医药，大家都能想起"李时珍"这个名字。李时珍是明朝著名的中草药学家，他以毕生精力，亲历实践，广收博采，历时29年编成的《本草纲目》，是中医历史上品种最全，涉猎最广的本草书籍，达尔文称赞它是"中国古代的百科全书"。

李时珍出生在一个世医家庭，祖父是一个"铃医"，就是走街串巷的江湖郎中，父亲也是在当地小有名气的乡医，但是在古代，民间医生的地位非常低下。李家时常受到恶霸官绅的欺侮。所以，到李时珍这一代，李父死活不让儿子再走从医的道路，而是希望他读书考科举，以便一朝功成，出人头地。

但是可能是命运的安排，天性刚直纯真的李时珍，对当时空洞乏味的八股文考学并不感兴趣，甚至有点鄙夷，认为制约了文人的天性。所以，自14岁中了秀才后，李时珍3次科举都名落孙山。于是，他便有了放弃通过科举做官的打算，专心学医。

李时珍的决定遭到了父亲的阻挠，他不愿意看着自己给儿子规划好的前程就这样破灭，极力劝说开导。而李时珍只是以一首诗回应：身如逆流船，心比铁石坚。望父全儿志，至死不怕难。

对于理想的坚持，李时珍心比铁坚，至死不渝。在冷酷的事实面前，李父终不再强求，同意了儿子的要求，并精心教他医学知识。不几年，李时珍果然成了一名很有名望的医生。

在父亲的启示下，李时珍认识到，"读万卷书"固然需要，但"行万里路"更不可少。于是，他既"搜罗百氏"，又"采访四方"，深入实际进行调查。李时珍穿上草鞋，背起药筐，在徒弟庞宪、儿子建元的伴随下，远涉深山旷野，遍访名医宿儒，搜求民间验方，观察和收集药物标本。

李时珍每到一地，就虚心地向当地人请教，其中有采药的，有种田的，捕鱼的，砍柴的，打猎的，热情地帮助他了解各种各样的地方药物。后人为此写了"远穷僻壤之产，险探麓之华"的诗句，反映他远途跋涉，四方采访的生活。

正是凭着勇于实践的精神，和对知识探索钻研的韧劲，李时珍用了29年，编著了中国历史上最伟大的药学专著，全书约有200万字，52卷，载药1892种，新增药物374种，载方10 000多个，附图1000多幅，成了中国药物学的空前巨著。其中纠正前人错误甚多，在动植物分类学等许多方面有突出成就。

第三节

李时珍为编撰《本草纲目》,
放弃太医职务

哪有斩不掉的荆棘？哪有打不死的豺虎？哪有推不翻的山岳？你必须奋斗着，勇猛地奋斗着，胜利就是你的。

在古代，能入太医院当太医，便是取得了中医人的最高成就，但是李时珍为了完成自己编纂《本草纲目》的宏愿，竟然主动辞去了太医院的优越职务。

话说公元 1551 年，李时珍 38 岁，明宗室武昌楚王闻知李时珍医术精湛，聘他到王府主管祭祀礼仪和医务。李时珍本不愿与皇亲国戚交往，但因为当时他想说服朝廷重修本草，于是违心答应了楚王的邀请。不久，便因治愈楚王世子的暴厥和其他不少人的疑难杂症而名扬朝廷，随后被举荐担任了太医院的医官。

这太医院，是明王朝的中央医疗机构，院中拥有大量外界罕见的珍贵医书资料和药物标本。李时珍在这里大开眼界，一头扎进书堆，夜以继日地研读、摘抄和描绘药物图形，努力吸取着前人提供的医学精髓。

与此同时，他仍不忘编修本草的矢志，多次向院方提出编写新本草的建议。但当时的医官们一个个不思进取，而是把心思花费在如何升迁上，所以并未有人理会他的建议，反而无端讥讽挖苦与打击中伤他。李时珍很快便明白，这里绝非自己用武之地，要想实现毕生为之奋斗的理想，只有走自己的路。1年后，他毅然告病还乡，舍弃了"太医"这一尊贵的头衔。

从此，李时珍走出家门，深入山间田野，实地对照，辨认药物。除湖广外，先后到过江西、江苏、安徽、河南等地，足迹遍及大江南北，行程达2万余里。终于完成了药学巨著《本草纲目》。

第四节

传染病学的先驱——吴有性

青少年要有"敢为天下先"的精神，要不甘落后，敢于脱颖而出，演绎生命的壮丽和辉煌！

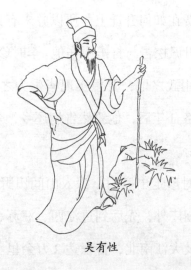

吴有性

自 2002 年起，一场波及全球的非典疫情，令所有人感受到了传染病的恐怖。在当时医学技术还没有能力控制疫情恶化的情况下，越来越多的医学专家开始关注一本尘封日久的中医书籍——《温疫论》。

这本书的作者是明末医学家吴有性，他以毕生的治疫经验和体会，大胆提出"疠气"致病之学说，在世界传染病学史上也是一个伟大的创举，因此赢得后人的广泛尊重。其创作的《温疫论》，开我国传染病学研究之先河，并率先提出病毒传染学说，这比西方要早 200 多年。

在吴有性之前，中医医家主要集中在对伤寒病的研究，尚没有人专门研究传染病。而吴有性之所以能开历史之先河，主要是由当时的历史条件所决定的。

吴有性的生活年代正值明末战乱，战争连绵，灾荒不断，疫病流行。据史料记载，在明末崇祯十四年（公元 1641 年），山东、河南、河北、浙江等地疫病流行，患者甚多，甚至延及全家，其恐怖程度比现代的"非典""禽流感"严重数倍。

当时医家都用一般治疗外感病的方法，或用治疗伤寒的方法治疗，或妄用峻攻祛邪之剂，往往无效，甚至导致病情迁延，进一步向危重阶段发展，致使枉死者不可胜数。吴有性在书中就尖锐地指出患者是"不死于病，乃死于医"。

"守古法不合今病"，古代医家的学术思想，明显是解决不了新型疾病问题，这种情况强有力地推动吴有性主动思考，他不顾个人安危，亲临疫区寻求疾病之因、探求治疾病之法，在继承前人有关温病论述的基础上，创造性地提出了不同于伤寒的系统见解，最终于1642年编著《温疫论》，成为我国医学发展史上继《伤寒论》之后又一部论述急性外感传染病的专著，在外感病学及传染病学领域均占有重要的地位，为温病学说创立起到了奠基作用。

虽然，吴有性故去已经500多年，可是他的学说放到现在依然没有落伍，如他提出疫病的传播方式"有天受，有传染，所感虽殊，其病则一"。所谓"天受"即空气传播，"传染"则指接触传播，这种来自临床实践的见解，与现代医学的观点也颇相吻合。甚至一些方剂，至今还在发挥着重要作用，帮助我们控制疫情，如非典期间用到的治疗方子"达原饮"就源自《温疫论》。

徐春圃创立我国最早的医学协会

我活在人间只有一次，所以只要能为任何人做好事或能表示仁爱之心，我会即刻去做。我既不会拖延，更不会忽略，因为我知道生命对我只有一次。

在中国医学历史上，有一个名叫"一体堂宅仁医会"的医学组织，它是我国最早的医学社会团体，比现在中华医学会成立早347年，同时也是世界上第一个民间科技团体，是世界医学史上医学会的先驱组织。

这个团体的创始人是明朝医学家徐春圃，徐先生出身于名门望族，他早年攻读学业，导师体弱多病，因此才走上习医之道。

徐春圃起初拜师于名医汪宦门下，这汪宦一看徐春圃就是学医的料，因为徐春圃对医书非常痴迷，医家书几乎无所不窥，而且还乐于实践，虚心好学，积数年之努力，遂精内、妇、儿科，造诣甚深。之后，就被选入太医院任职，名满京城，声誉卓著，为当时医界之翘楚。

徐春圃虽然名望很大，但他治学严谨，坚持对每个病人都一诊一视，一方一药，从不怠慢。他从小受儒家影响至巨，受儒学熏陶至深，因此，他满脑子是根深蒂固的以"仁"为核心的思想。孔子倡导"以文会友，以友辅仁"，他考虑到医生应该交流经验，而不应故步自封，所以就号召同道发起成立医会。

徐春圃曾说："国朝医学坏于不会讲，不推求。盖诚意正心之功亏，而学曷可以精也。"所谓不"讲"不"求"，指缺乏切磋交流，因循守旧，故步自封。故而他不遗余力地创办医会，意在率众医身体力行，努力纠正时弊。由此可见，他创立"一体堂宅仁医会"的初心。

一体堂宅仁医会创办之初就着重强调治学态度与学术指导思想，申述了治学方法及内容要点，提倡良好的医德医风和端正服务态度，这在当时的历史条件下，实属难得。

明代名医龚廷贤的养生之道

一只鹿非常口渴，跑到了泉水边。他一边喝着甘甜的泉水，一边望着水中自己的倒影。当它看到自己美丽的双角时，禁不住洋洋得意。可一看见自己细小的腿，便闷闷不乐。正在这时，有只狮子向它猛扑过来。鹿转身拼命地逃跑，一下就把狮子远远地甩在了身后。如果在空旷的平原，鹿就能跑得飞快，保住性命。但当它进入树林时，角被树枝挂住，最后被狮子捉住了。鹿临死时说：我真不幸啊！我不喜欢的东西能救我的命，我最宠爱的东西却让我断送了性命。

同学们，请不要过度关注美丽的衣服、华丽的外表，这只会给人留下华而不实的印象。

　　明朝的皇上都普遍追求成仙之道，对什么长生不老的丹药、健体养生之法很感兴趣，所以养生术在明朝比较受重视。龚廷贤就是这个时候脱颖而出的养生大家，他曾是明代著名的太医，素有"医林状元"的美誉，他写的《寿世保元》一书，至今仍被中医界、养生界视为必读经典著作。

　　龚廷贤早年就随父学习医术，而且对这件事非常感兴趣，旦暮不辍，仅仅用了 3 年的时间就掌握了诊断疾病的所有要领。但是他仍不满足，曾在外行医 20 余年，依然苦心钻研，遍寻秘方、验方。龚廷贤在年幼的时候就把"天下疲癃残疾，皆为兄弟""为之医药，以济其夭死"为学医的座右铭，足见他的仁爱之心。

　　明万历年间，开封暴发大规模的"大头瘟"，龚廷贤发明了"二圣救苦丸"，控制了瘟疫，救活了不少人，从此名声大振。

　　龚廷贤还特别重视养生，他在《寿世保元》提出的养生观点至今依然有借鉴意义。如"善养生者养内，不善养生者养外"，养内指的是增强脏腑活力，调顺血脉，使一身之气血旺盛，运行正常，这样就不会发生疾病。

有个成语叫"华而不实"，按照龚廷贤的这个观点，我们平日里保养身体，应该把重点放在脏腑气血，而不是只关注于用各种各样的化妆品粉饰外表。

第七节

"仲景之后，千古一人"——张介宾

知识越扎实，办法也越多！所以，我们要勤奋学习！

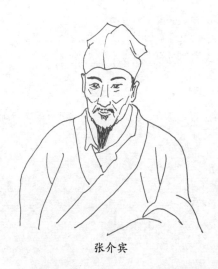

张介宾

　　张介宾，是明朝时期的名医，浙江绍兴人。这个张介宾少年时期，心中的梦想原本是当一个威武大将军，开疆拓土，戎马一生。这是因为他出生在一个世袭军功的家庭，他的祖上曾跟着朱元璋南征北战，属开国之臣，父亲是绍兴卫指挥，食禄千户。

一般来说，像张介宾这样在军队大院长大的孩子，天生有一种尚武精神，喜欢排兵布阵，研究兵法。后来，张介宾就把兵法理论运用到医学用药上，总结出"用药如用兵"的经典思想。

张介宾14岁的时候，父亲带着他前往北京求学，在这里他遇见了带他踏上医学道路的领路人——名医金梦石，也就是在跟着金老的学习过程中，张介宾打下了坚实的医学基础。

求学之后，张介宾正式踏上了寻梦之路，他壮岁从戎，参军幕府，游历北方，足迹遍及山海关、辽宁、鸭绿江之南等各地。

但是当时明朝政府昏庸腐败，许多立有战功的将军反而遭受打压，数年的戎马生涯很快使张介宾对"平定天下"的雄心壮志消磨殆尽。张介宾心想自己空有一腔抱负无处施展，反而是自己所学的医术可以济世百姓，于是决定卸甲归隐，潜心研究医道，从此名噪一时，遂成名医。

张介宾诊病不拘古法，手段灵活，至今还流传着一段急智解危的故事。

话说一位姓王的人家，不满 1 岁的小儿子突然吞入一枚铁钉，情况非常危急。张介宾出诊后断定铁钉已经进入肠胃，铁钉不同于其他东西，无法消化，其父母听后六神无主。

古代医书上从未提起这误吞铁钉的治法，但是他突然想到了《神农本草经》里有一段话："铁畏朴硝"。于是灵光一现，想出来一个办法：取来磁石 3g，朴硝 6g，分别研成细末，然后用熟猪油、蜂蜜调好，让小孩儿服下。不久，小孩子喊着拉肚子，结果拉出来一个大如芋头，润滑无棱的东西，拨开一看，里边正是被误吞的铁钉。

原来，他是利用磁铁的作用使朴硝包裹住铁钉，同时朴硝还有泻下的作用，熟猪油和蜂蜜则可以润肠通便，四者协调发挥作用最终成功取出了铁钉。从这件小案例上，我们就可以看出张介宾处理疑难杂症的能力。

张介宾的学术思想在整个中医理论发展过程中占有重

要地位，他以温补为主的思想体系在理论和实践上，都对中医基础的进步和完善起到了巨大的推动作用，所以被后人赞为"仲景之后，千古一人"。

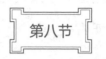

清初牛人傅青主

每位青少年都想才华横溢，不妨从一点一滴做起！

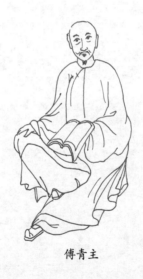

傅青主

傅青主原名傅山，是明末清初时期的人物。提起他的名字，我们很难给他冠以特定的头衔，你既可以说他是文学家，也可以说他是音律家；既可以说他是书画家，也可说他是政治家；既可以说他是武术家，又可以说他是医学家。

傅青主天文地理、经史子集无所不通，在书法上他被书法界公认为草书大师；在武学上他创立"傅家拳谱"，独开一派；在宗教上他佛道兼修。他为了反清复明，创立票号机构，作为政治活动的经济机构，这为日后山西票号繁荣奠定了基础。他还研制出"竹叶青酒"，成为当地特色美酒之一。

当然他最为伟大的成绩，就是在医学上所做的贡献。傅青主在内科、妇科、儿科等方面均有极高造诣，堪称中医大师。医者仁心，傅青主以悲天悯人之心，体恤在男权社会下作为弱势群体的妇女之悲苦，开创妇科治疗的一代风气。

傅青主善治妇科疾病，有一次太原有个女子因受了丈夫的气而一病不起，找了很多大夫都看不好。傅青主看过便开出了一个奇怪的药方，并告诉女子的丈夫要想治好妻子的病就必须以石头为药引，将石头煮软后让妻子服下，同时嘱咐千万不能让水干了。

男子知道傅青主是名医，所以对他开的药方深信不疑，回到家就找了一块鸡蛋大小的石头放在砂锅里煮，可是一直添了七七四十九次水，石头始终没有变软的迹象。这时，一直躺在床上的妻子看得着急，竟然自己坐了起来问："是不是煎法不对，要不你再去问问傅先生，我在这看着上火。"

于是，患者丈夫急忙跑着求教傅先生，傅先生听后道破说："你妻子的病不是已经好了吗？"这时男子才意识到刚才妻子已经能够下床了。

傅青主高风亮节，明亡后一直不愿做官，清初康熙曾颁诏天下，请傅青主入朝为官，但傅青主坚持称病不起，最后康熙无法，只得诏令"傅山文学素著，念其年迈，特授内阁中书，着地方官存问。"只授予他虚职，而不再强求他为官。

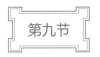

中国眼科泰斗——王肯堂

把梦想埋在心里刻苦学习，而不是挂在嘴上夸夸而谈，只有这样才能梦想成真。

王肯堂，自损庵，是明代江苏金坛附近的人。王肯堂出生于医学世家，年纪轻轻就表现出在医学方面的天赋，早年因为母亲生病，他就自行涉猎过医术，后来又因救治了身患重病的妹妹而医名广传，向他求诊的人很多。

儿子这么有出息，但是他的父亲并没有因此而感到骄傲，甚至连一点点的高兴都没有。因为他父亲认为这样会妨碍了科举，所以严禁他从事医疗活动，就这样王肯堂的医学之路中断了 20 余年。

但是他从未停止对医学知识的汲取，每当夜深人静的时候，他就会偷偷从床上爬起来，点上一支蜡烛，然后秉烛夜读。

明万历十七年，也就是 1589 年，王肯堂 40 岁了，这一年他终于完成了他父亲的心愿，考中进士，官授翰林检讨，参与国史编修。但是没多久，当倭寇侵犯东南沿海的时候，王肯堂忍不住报国的一腔热血，毛遂自荐愿意以御史身份赴海上练兵，并向皇帝呈上了 10 条治国建议。但万历皇帝并不是开明的皇帝，也不求贤若渴，不但没有采纳王肯堂的建议，反而以"浮躁"为由治了他的罪，遭到同僚的攻击。于是，王肯堂在忧愤之中辞官回家。

仕途无望，王肯堂重新拾起医术，此刻一直深埋于心底的、渴望悬壶济世的理想种子重新发芽。

回到家乡，王肯堂一边为民治病，一边撰写医书。他曾成功为一位眼窝生毒瘤的患者进行手术切除，不仅保住了患者的视力，还不留刀痕，为国内医家惊叹。另外他积多年之功所完成的《证治准绳》中对眼科疾病有详细描述、诊断、治疗，载录眼部疾病 170 余种，书中的病名多为后世眼科所采用，可谓是中医眼科泰斗。

薛雪和叶天士一笑泯恩仇

当你和同学闹矛盾时，不妨学学叶天士！

薛雪是清代名医，因母亲患温热之病，才潜心研究医学，技艺日臻精湛。他所著的《温热条辨》对温病学贡献很大。

和薛雪同时代的还有一位名医叫叶天士，与薛雪齐名。此二人都精于医道，而且都善于治疗温热病，但是因为治疗的思路不同，常常产生分歧，所以有相互轻视之嫌，常相互攻击。

有一次，有个更夫患水肿病，求薛雪诊治，薛雪认为该病人已经病入膏肓，便推辞未治。更夫回家时，正好晕倒被叶天士看见，经过诊治找到了病因，并精心调治后痊愈。自此，州城内都知道了这件事，人人皆知叶天士，而不知有薛雪。

薛雪就表示很不服气，对叶天士心生怨言，为了挽回面子，就将自己的居所命名为"扫叶居"，这扫叶，自然含沙射影的就是叶天士。叶天士得知后，自然不甘示弱，转眼就把自己的门牌换成了"踏雪斋"。

这一"扫"一"踏"，两人跃跃欲试，准备争个高低。但就在此时，叶天士的母亲生了重病，叶天士精心调制，仍不见好转，焦虑万分。薛雪的弟弟与叶天士平素交好，便将叶母的病情告诉了薛雪，薛雪了解病情后，便将自己的治疗方案透露了出去。叶天士经人转告恍然大悟，按照薛雪开的方子服用果真见效。叶天士明白天外有天，人外有人，非常佩服薛雪的医术，便将往日的积怨一抛，主动登门拜访薛雪，薛雪很受感动，当即摘下"扫叶居"的牌匾，表示歉意。

两人就这样一笑泯恩仇，从此两位名家互相学习，共同研究，成就了一段杏林佳话，共同为中医学温病学说的发展做出了重大贡献。

第十一节

叶天士奇术治暴盲

青少年是早晨八九点钟的太阳，在任何时候都要开动脑筋，活跃思维，从多个角度想尽办法解决困难！

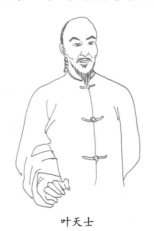

叶天士

叶天士，名桂，号香岩，别号南阳先生，生于清代康熙五年（公元 1666 年），卒于乾隆十年（公元 1745 年），今苏州人，是与薛雪齐名的著名医学家。

叶天士的祖父、父亲都是医德高尚的医生，但是父亲不到 50 岁的时候就去世了，当时叶天士只有 14 岁，还不具备独立的生活能力，所以父亲去世后他家贫难为生计，便开始尝试着行医应诊，同时拜父亲的门人朱某为师，继续学习。

叶天士从小熟读《黄帝内经》《难经》等古籍，对历代名家之书也旁搜博采。对于医学上晦涩难懂的问题常常是一点就通，加上勤奋好学、虚心求教，在某些方面的见解往往超过了教他的朱先生。

在求学的过程中，叶天士信守"三人行必有我师"的古训，只要比自己高明的医生，他都愿意行弟子礼拜之为师；一听到某位医生有专长，就欣然而往，必待学成后始归。所以从 12~18 岁，他先后拜过师的名医就有 17 人，其中包括周扬俊、王子接等著名医家，无怪后人称其"师门深广"，不到 30 岁就医名远播。

曾经有一个叫藩宪的地方官员，请求叶天士为他诊病。原因是他在来苏州赴任的途中突然不知所因的双目失明。清代京城官员没有实权，所以一个个都想外任，而这个藩宪得到任命后就暴喜而盲了。

叶天士了解情况后，对官差说："我是一方名医，怎能如此请我？必须备全副仪仗来，方可前往。"

差人回禀，藩宪大怒，但现在他是有求于叶天士所以只能放下身段，按照叶天士所说的办法仪仗相迎，但谁也未想到，这一次叶天士还是不去，又说："去回禀大人，必须由藩夫人亲自请！"

藩宪闻后，怒不可遏，咆哮如雷。在这之间，藩大人怒气未消，而目却忽明，众人难解，叶天士已匆匆赶到藩府上请罪了，对藩宪说："我并非无礼得罪大人，而是为了治好大人的病。"藩大人由怒转喜，尽释前疑，并重礼相酬。原来，叶天士运用《黄帝内经》理论，心藏神，过度兴奋和喜乐伤神，暴喜将心神荡散，可致暴盲，怒为阳胜，喜为阴胜，阴胜制阳，阳胜制阴，故让藩大人暴怒，以阳制阴，阴阳平衡，激怒消散暴盲。

名医治奇病，奇术疗顽疾，叶天士奇术疗暴盲的佳话传遍苏州城内外，人们无不拍案称奇。叶天士行医十分谨慎，在临终前警诫他的儿子们说："医可为而不可为，必天资敏悟，读万卷书，而后可借术济世。不然，鲜有不杀人者，是以药饵为刀刃也。吾死，子孙慎勿轻言医。"

这是一个对自己的言行极端负责的仁者之言。同时也显示出他在医学，乃至人生哲理的追求上所达到的极高境界。

徐大椿临证显奇能

　　世界著名作家茨威格说，安静是一种有创造性的因素。它可以聚集、提炼、整饬一个人的内心力量；它可以把动荡所驱散的东西再收拢到一起。正像经过摇动的瓶子，你把它放到桌子上，它里面的东西就会沉淀下来，重的便会脱离轻的落到瓶底。人也是如此，如果一个人性情中内含多种混合成分，冷静和沉思常可使其中的某些成分更清楚地显露出来。

　　徐大椿原名大业，字灵胎，晚号洄溪老人，是清乾隆时期的名医，曾2次应诏进京治病。

　　徐大椿自幼习儒，旁及百家，聪明过人，按照这样的人生发展轨迹，他以后应该会入朝为官，享荣华富贵。但

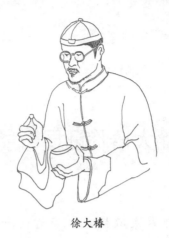

徐大椿

是，徐大椿家人多病，四弟、五弟相继不治而亡，父亲因此悲伤得病，终年医药不绝。自此，徐大椿深深感到医学的重要，也气愤于当时庸医之医术低下，于是愤而学医，矢志济民。他把家藏几十种医书拿来读，朝夕披览，日久通其义。

有一次，徐大椿去乡里出诊，路遇一户人家，忽然有个老婆婆从里边慌里慌张地喊着说"没救了""没救了"。

徐大椿拦着问怎么回事，原来刚才跑出来的老太太是接生婆，里边的孕妇生产了2天都没有生下来。于是徐大椿请求出诊，他没有像这位产婆一样慌乱，而是冷静地进入产妇卧室，看到产妇此刻浆水（羊水）已涸，疲乏已极，不能出声。

徐大椿把过脉之后，对这家主人说："不要怕，这是试产，不要勉强，让她安卧，待1个月后才可以正产，并且很顺利，而且还是男胎！"

接生婆听了，不以为然，悄悄对这家主人说："这是谁啊，敢说这样的大话，我接生几十年，从来没见过像这样的产妇可以救活的。"

这家男主人也是半信半疑，但是妻子已经到了这种地步，只能死马当成活马医。临走前，徐大椿见产妇气息微弱，还为她拟出一个养血益气安胎之方。产妇服药之后，胎气安和，全无产意。1个月后，果然生一男孩，而且生产很顺利。

原来，凡是胎气旺的孕妇，感受了风寒劳碌，便会产生胎坠下陷，像是要生产一样，这时候只要用点安胎药就行了，如果勉强用力，会导致胎浆早破，则胎不能安。这家人是把胎动当成了生产，险些酿成大祸。

徐大椿一生最痛恨庸医害人，这可能是幼时亲眼见自己死去弟弟的缘故。他曾直言道："获虚名之时医，到处误人病家反云此人治之而不愈，是命也。有杀人之实而无杀人之名。"徐大椿一生治好了不知多少病人，远近求治者络绎不绝。当时的皇帝乾隆，也多次召他上京治病。最后一次召见，是在他 79 岁，正当卧病不起时，推辞已属枉然，他只好叫儿子陪扶前往，并带一具棺材，准备途中随死随殓。果然到京第 3 天他就病死了。临终自拟墓门对联一副：满山灵草仙人药，一径松风处士坟。

第十三节

中西合璧张锡纯

　　鲁迅说：只看一个人的著作，结果是不大好的，你就得不到多方面的优点。必须如蜜蜂一样，采过许多花，这才能酿出蜜来，倘若叮在一处，所得就非常有限、枯燥了。

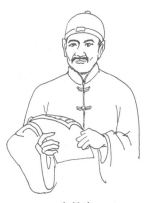

张锡纯

　　张锡纯字寿甫，河北省盐山县人，生于1860年，卒于1933年，是中国近代中医大师，也是中西医汇通学派的代表人物之一。

张锡纯出身于书香之家，自幼读经书。他父亲是个诗人，所以从小就让他读唐诗，还精选历代名家诗数百篇要他背诵。有一次，他在父亲题为《天宝宫人》试帖诗中，添写了一句"月送满宫愁"，犹如画龙点睛，其父大加赞赏，并对人说他的儿子"异日当以诗显名"。但实际上最后令张锡纯显名的，并不是"诗"，而是"医"。

当时，清王朝已经处于风雨飘摇之中，朝廷腐败，民不聊生，张锡纯的父亲见从政无望，才让张锡纯改学了医学。上自《黄帝内经》《伤寒论》，下至历代各家之说，他都无不披览，同时张锡纯开始接触西学。1904 年，中国废科举，兴学校，张锡纯成为盐山县唯一可教代数和几何学的教员。

清末民初，西学东渐，西医学在我国流传甚快。当时，有很多老中医排斥西医，张锡纯则认为中西医理相通，医界不宜作意气之争。针对当时中西两医互不合作的现象，他主张："西医用药在局部，是重在病之标也；中医用药求原因，是重在病之本也。究之标本原宜兼顾。"

后来他以毕生精力，著作完成 200 万余字的《医学衷中参西录》。衷中者，根本也，不背叛祖宗，同道无异议，是立业之基；参西者，辅助也，借鉴有益的，师门无厚非，为发展之翼。从书名的名字就足见他倡导中西医结合的思想。

虽然他受历史条件和他的世界观的限制，他的学术思想没有摆脱当时的改良主义的影响，存在不少唯心主义的观点，但是他在医学上的贡献，尤其在中西医汇通上所做的各种尝试，是不可抹杀的。他不愧为近代勇于实践的医学家。